全国高等院校医学实验教学规划教材

妇产科护理学实验指导

主　编　刘琼玲　蔡文智

副主编　黄亦武

编　委　（按姓氏笔画排序）

刘　花（吉林大学中日联谊医院）

刘琼玲（广东医学院护理学院）

吴瑜瑜（南方医科大学南方医院）

周晨慧（广东医学院护理学院）

黄亦武（广东医学院附属医院）

蔡文智（南方医科大学护理学院）

蔡宏亚（广东医学院护理学院）

科学出版社

北　京

内 容 简 介

本教材根据教育部、卫生部规定的培养目标及护理学专业教学大纲编写而成。全书共二十章,从妇产科生理、妇产科疾病及妇产科护理操作技术等方面进行阐述。选取具有代表性的临床典型病例,运用护理程序方法,评估存在的护理问题,提出护理措施;特点是将妇产科专科特点与护理程序进行了整合,使学生能系统地掌握妇产科护理学的基本操作技能,学会运用护理程序对护理对象实施整体护理。

本书可供护理专业的学生、老师和临床护士使用。

图书在版编目(CIP)数据

妇产科护理学实验指导 / 刘琼玲,蔡文智主编 .—北京:科学出版社,2012.3

全国高等院校医学实验教学规划教材

ISBN 978-7-03-033537-1

Ⅰ. 妇… Ⅱ. ①刘… ②蔡… Ⅲ. 妇产科学:护理学-高等学校-教材 Ⅳ. R473.71

中国版本图书馆 CIP 数据核字(2012)第 021526 号

责任编辑:周万灏 / 责任校对:张怡君
责任印制:刘士平 / 封面设计:范璧合

科学出版社 出版
北京东黄城根北街 16 号
邮政编码:100717
http://www.sciencep.com
新科印刷有限公司 印刷
科学出版社发行 各地新华书店经销
*
2012 年 3 月第 一 版 开本:787×1092 1/16
2012 年 3 月第一次印刷 印张:9
字数:203 000
定价:24.80 元
(如有印装质量问题,我社负责调换)

《全国高等院校医学实验教学规划教材》编写指导委员会

总　序

随着21世纪经济与社会的发展,科学技术既向纵深发展、不断分化,又互相渗透、不断融合;同时,新兴学科与边缘学科的兴起、新技术的应用、信息量的剧增,对医学的发展产生了重大而深远的影响,这些必将促进医学教育的全面改革。实验教学作为高等教育的重要组成部分,是学生实践能力和创新能力培养的重要途径,其重要性已受到越来越广泛的关注。

目前,传统实验教学模式仍占主导地位,存在不少弊端和不足:以学科为基础构建的课程体系,忽略了生命科学的整体性、系统性;学科体系繁多,相互孤立,学科间联系不够;实验室分散,功能单一,设备重复购置,资源浪费,效率低下,调配困难;实验教学内容陈旧,手段落后,方式老化,实验内容以验证理论为主,缺少现代医学实验内容;医学生学习的积极性、主动性不强。这些明显滞后于现代医学的发展,影响教学质量,不利于大学生创新意识和实践能力的培养,难以培养出高素质、创新型的医学人才。如何改革传统的实验教学模式,培养具有创新精神、知识面广、动手能力强的新型医学人才,已成为当务之急。教育部、卫生部《关于加强医学教育工作,提高医学教育质量的若干意见》(教高〔2009〕4号)明确提出"高等学校要积极创新医学实践教学体系,加强实践能力培养平台的建设。积极推进实验内容和实验模式的改革,提高学生分析问题和解决问题的能力",进一步明确了医学实验教学的重要性和改革的必要性。根据教育部精神,要对传统医学实验教学模式进行改革,最大限度地整合有限资源,优化重组教学实验室,依托相关学科优势,与学科建设相结合,构建开放共享的实验教学中心,力求突出和贯彻执行教育部提出的"三基"、"五性"和注重实用性的要求,以培养学生的探索精神、科学思维、实践能力和创新能力。构建新型的医学实验教学体系,要求我们从根本上改变实验教学依附于理论教学的观念,理论教学与实验教学要统筹协调,既有机结合又相对独立,建立起以能力培养为主线,分层次、多模块、相互衔接的实验教学体系。

以教学内容和课程体系改革为核心,培养高素质、创新型人才为目标,科学整合实验教学内容,打破既往学科框架,按新构建的科学体系,编写适合创新性实验教学体系的配套教材已显非常迫切。在科学出版社的大力支持下,《全国高等院校医学实验教学规划教材》编委会以广东医学院为主体,协同重庆医科大学、中山大学等全国33所高等医药院校相关专业的167名专家、教授共同编写了这套实验教学系列教材。全系列教材共26本,分别是《医学物理学实验》、《医用基础化学实验》、《医用有机化学实验》、《系统解剖学实验》、《医学机能学实验教程》、《病原生物学与医学免疫学实验》、《生物化学与分子生物学实验指导》、《病理学实习指南》、《计算机应用基础上机与学习指导》、《预防医学实习指导》、《卫生统计学实习指导》、《流行病学实习指导》、《临床营养学实习指导》、《营养与食品卫生学实习指导》、《毒理学基础实习指导》、《环境卫生与职业卫生学实习指导》、《健康评估实验指导》、《护理学基础实验指导》、《内科护理学实验指导》、《外科护理学实验指导》、《妇产科护理学实验指导》、《儿科护理学实验指导》、《药理学实验教程》、《药学实验指导》、《临床免疫学检验实验》、《核医学实验教程》。

本系列实验教学规划教材是按照教育部国家级实验教学示范中心的要求组织策划，根据专业培养要求，结合专家们多年实验教学经验，并在调研当前高校医药实验室建设的实际情况基础上编写而成，充分体现了各学科优势和专业特色，突出创新性。同时借鉴国外同类实验教材的编写模式，力求做到体系创新、理念创新。全套教材贯彻了先进的教育理念和教学指导思想，把握了各学科的总体框架和发展趋势，坚持了理论与实验结合、基础与临床结合、经典与现代结合、教学与科研结合，注重对学生探索精神、科学思维、实践能力的培养，我们深信这套教材必将成为精品。

本系列实验规划教材编写对象以本科、专科临床医学专业为主，兼顾预防、基础、口腔、麻醉、影像、药学、中药学、检验、护理、法医、心理、生物医学工程、卫生管理、医学信息等专业需求，涵盖全部医学生的医学实验教学。各层次学生可按照本专业培养特点和要求，通过对不同板块的必选实验项目和自选实验项目相结合修选实验课程学分。

由于医学实验教学模式尚存在地区和校际间的差异，加上我们的认识深度和编写水平有限，本系列教材在编写过程中难免存在偏颇之处，敬请广大医学教育专家谅解，欢迎同行们提出宝贵意见。

《全国高等院校医学实验教学规划教材》编写指导委员会

2010年6月

前　言

为适应我国护理学教育改革的需要，加强学生实践能力与创新能力的培养，加快护理专业实用型人才培养的步伐，我们编写了《妇产科护理学实验指导》这本书。

妇产科护理学是一门研究妇女现存和潜在健康问题，为妇女身心健康提供服务的学科。本教材以培养学生实践能力，创新能力和提高教学质量为宗旨，根据“贴近学生、贴近社会、贴近岗位”的基本原则，吸收近年来临床妇产科护理研究发展取得的新成果、新理论和新技术，结合护理专业学生的基本情况编写而成。

在教材编写过程中，我们按照整体护理的观点，以护理程序为框架，根据妇产科护理学的特点组织编写，力求做到内容新颖、联系实践。并结合多年临床经验，选取具有代表性的各系统典型病例，根据患者的相关症状评估患者存在的护理问题，并针对主要护理问题展开讨论，提出切实可行的护理措施，将理论知识充分应用到发现和解决临床护理问题之中。

本教材将妇产科专科特点与护理程序进行了整合，使学生能全面、系统地掌握妇产科护理学的基本理论、基本知识和基本技能，并能学会运用护理程序对护理对象实施整体护理，培养其独立思考、理论联系实际的能力，以适合现代妇产科护理的需要。

目前护理程序在教学与临床中的应用，尚有不少问题有待进一步的研究与探讨，加之编者经验不足，教材中难免存在疏漏和不当之处，恳请同行、专家在使用过程中提出宝贵意见。

刘琼玲　蔡文智

2011年10月

目　录

第一章　女性生殖系统解剖与生理

第一节　女性生殖系统解剖

【见习要求】

(1) 通过临床见习,加深对本章节理论知识的理解。

(2) 熟悉子宫、输卵管、卵巢的解剖位置、形态结构及毗邻关系。

(3) 了解女性外生殖器的组成。

【见习内容】

女性生殖系统解剖。

【见习方法】

实验室实习。教师指导或讲解女性生殖系统解剖内容及要点;带领学生观察骨盆模型形态、大小及组成。以提问及讨论方式进行女性生殖系统解剖有关知识学习,教师点评。

【实验用具】

1. 模型　女性骨盆、女骨盆矢状断面、女性内生殖器、乳房、会阴等。

2. 挂图　女性骨盆(前上观)、女性外生殖器、女性内生殖器。

【观察要点】

1. 卵巢的解剖认识　以模型、挂图学习为主。卵巢呈扁卵圆形,表面凹凸不平,未产妇一般位于盆腔侧壁。后缘隆凸游离,前缘借卵巢系膜连于子宫阔韧带后层,卵巢的血管、神经由此绕中部进出卵巢。卵巢上端靠近输卵管伞端开口,借卵巢悬韧带连于盆壁。卵巢下端借卵巢固有韧带连于子宫底两侧。

2. 输卵管的解剖认识　以模型、挂图学习为主。输卵管是长而弯曲喇叭形肌性管道,左右各1条,内侧与子宫角相连,外端游离,全长8～14cm。由外侧向内侧分为4部分。

(1) 伞部为外侧端膨大部分,呈漏斗状,漏斗边缘许多指状突起为输卵管伞端。

(2) 壶腹部是由输卵管漏斗向内下延伸部分,垂直位、粗、长、弯曲并环抱卵巢。

(3) 峡部是输卵管连接子宫底外侧部分,细、短、直而呈水平位,壁厚腔小,为女性绝育手术结扎处。

(4) 间质部为通入子宫壁内的部分,长约1cm。

3. 子宫的观察　以模型、挂图学习为主。

(1) 子宫的位置:子宫位于盆腔中央,前为膀胱,后为直肠,两侧为输卵管、卵巢及子宫阔韧带等,下端接阴道。成年女性子宫正常位置呈前屈前倾位。

(2) 子宫的形态:子宫为前后稍扁倒置梨形,可分为底、体、颈三部分。子宫底:子宫上端,两侧输卵管子宫口以上圆凸部分。子宫体:子宫底与子宫颈之间部分。子宫颈:子宫下端呈圆柱状,下1/3突入阴道内,称子宫颈阴道部,该部末端平滑圆隆,中间孔称子宫口。子宫颈管:子宫颈内管腔,呈棱形,上口通子宫腔,下口通阴道,未产妇子宫口为圆形;经产妇为横裂状。

(3) 子宫韧带

1）圆韧带：维持子宫前倾位置。

2）阔韧带：限制子宫向两侧倾斜维持子宫正中位置。

3）主韧带：固定子宫位置，防止子宫下垂。

4）宫骶韧带：维持子宫前倾位置。

4. 阴道解剖认识 以模型、挂图学习为主。阴道为前后略扁的肌性管道，连接子宫和外生殖器。阴道上端的阴道穹隆分为前穹隆、后穹隆和左、右穹隆。以阴道后穹隆为最深，并与直肠子宫陷凹相邻。阴道前壁以结缔组织与膀胱和尿道相邻，阴道后壁和直肠间隔以结缔组织相邻。

5. 会阴的解剖认识 以模型、挂图学习为主。前方为耻骨联合下缘，后方为尾骨尖，两侧界为耻骨下支、坐骨支、坐骨结节和骶结节韧带。通过两侧坐骨结节前线的连线，将会阴分为前方的尿生殖三角和后方的肛门三角。

6. 骨盆底的解剖认识 以模型、挂图学习为主。

【讨论】

通过对女性生殖系统解剖观察与实习，要求同学能够分组描述子宫形态，大小、位置及其功能；描述外阴、子宫有几对韧带，在维持子宫位置方面分别有何作用？正常骨盆的形态如何？骨盆的三个平面的特点及其标记如何？

【思考题】

对已发生会阴撞击伤者如何进行急救护理？

第二节 女性生殖系统生理

【见习要求】

(1) 掌握卵泡发育过程和性激素分泌，性激素生理作用和生殖器官周期性变化。

(2) 熟悉月经周期调节机制。

(3) 了解妇女一生中各阶段生理特点，月经临床表现。

【见习内容】

月经周期调节及基础体温周期变化。

【见习方法】

复习基础体温的变化规律

基础体温是机体处于最基本活动情况下的体温，反映机体在静息状态下能量代谢水平，又称为静息体温。在月经周期中，随着不同时期雌、孕激素分泌量周期性变化，基础体温也出现周期性变化。成年女性排卵后，黄体产生黄体酮（孕酮），有致热作用，可使体温上升 0.3～0.5℃，故排卵后 BBT 升高，至月经来潮前 1～2 天或月经来潮第一天下降。因此，在正常月经周期时女性基础体温呈双相体温曲线。

每日早晨醒后用口表测体温，记录并绘成基础体温曲线图，一般连续测三个月以上。以了解有无排卵、排卵日期及卵巢黄体功能等。常用于指导安全期避孕，了解卵巢排卵功能、协助诊断妊娠期月经失调等。

【观察要点】

(1) 每晚临睡前在床边准备一支体温计。

(2) 每日清晨醒后未做任何活动前即将体温表置于舌下（不宜放腋下或肛门测温），5

分钟所测得体温。

(3) 夜班工作者应在睡眠4～6小时后再进行测量。

(4) 每一月经周期使用一张表格，从月经开始后绘制，将连续测得体温记录于基础体温单(表格)上并连成一条曲线。

(5) 应连续测定3个以上的月经周期。

【讨论】

(1) 描述正常情况下一个月经周期基础体温曲线图形，并阐述测量基础体温的作用。

(2) 记录单除每日记录基础体温外，还应记录性生活日期，有无感冒、发热或迟睡以及月经周期内有无下腹隐痛、阴道点滴出血、白带增多等情况。

【思考题】

正常排卵者基础体温测定曲线有何特点？

(周晨慧)

第二章　妊娠期妇女的护理

【见习要求】

(1) 通过临床见习,加深对本章节理论知识的理解,进一步了解妊娠过程。

(2) 熟悉妊娠期母体生理和心理变化。

(3) 掌握妊娠期妇女的护理要点,做好妊娠期管理。

【见习内容】

妊娠期妇女的护理。

【见习方法】

临床见习。教师指导或讲解妊娠期妇女病史收集内容及要点;带领学生接触孕妇,收集病史;指导学生应用护理程序方法,以讨论方式进行护理评估、诊断、列出护理措施,教师点评。

第一节　妊娠早期妇女的护理

根据妊娠不同时期特点,临床上将妊娠全过程分 3 个时期:妊娠 12 周末前称为早期妊娠;妊娠 13～27 周末称为中期妊娠;妊娠 28 周及其后称为晚期妊娠。

一、妊娠早期妇女病史采集要点

(一) 健康史

了解年龄、职业、月经史、孕产史及避孕情况、既往史、家族史、个人健康状况等。生育年龄女性月经规律者,未避孕出现月经过期 10 天以上,应疑为妊娠。哺乳期月经未复潮者,也有可能妊娠。

(二) 身体评估

1. 早孕反应　半数以上的妇女于妊娠 6 周左右出现嗜睡、乏力、恶心、呕吐等早孕反应,妊娠 12 周左右自行消失。

2. 尿频　因增大子宫压迫膀胱所致,妊娠 12 周后随子宫高出盆腔,尿频症状自然消失。

3. 乳房变化　乳房逐渐增大,乳头、乳晕色素沉着,乳晕周围有蒙氏结节。

4. 妇科检查　阴道壁及宫颈充血,呈紫蓝色。宫颈变软,子宫峡部极软出现黑加征。宫体逐渐增大变软。

(三) 心理社会评估

怀孕初期,多数孕妇会产生惊讶和兴奋反应,或因缺乏抚养孩子知识和条件以及早孕反应的影响而产生焦虑情绪。

(四) 实验室及其他检查

1. 妊娠试验　测定受检者血液或尿液中 HCG 含量,若为阳性可助诊断。

2. 黄体酮试验　肌肉注射黄体酮 10～20 mg,每天 1 次,连用 3～5 天,如停药后 3～7 天内有阴道出血者,可以排除妊娠;如停药后 7 天仍未见阴道出血者,则早期妊娠的可能性大。

3. 超声检查　超声检查是诊断早期妊娠快速、准确的方法。

4. 基础体温测定　具有双相型体温的妇女，如停经后高温相持续18日不下降者，早期妊娠的可能性大；若高温相持续3周以上，则早孕的可能性更大。

二、病　　例

黄某，女，27岁，已婚，以往月经规律，现停经48天，乏力、嗜睡、食欲不振伴恶心、呕吐6天。父母在外地，丈夫经常出差，感觉心理压力大。体温36.6℃，脉搏82次/分，呼吸18次/分，血压100/60mmHg。妇科检查：宫颈呈紫蓝色，黑加征阳性，子宫前位，孕7周大小。尿妊娠试验阳性，腹部B超确诊早孕。

【护理评估】

(1) 以往月经规律，现有停经史。

(2) 停经40天开始出现乏力、嗜睡、恶心、呕吐、食欲不振、乳房胀痛等，均为早孕常见症状。

(3) 妇科检查：宫颈呈紫蓝色，黑加征阳性，子宫增大，孕7周大小。

(4) 尿妊娠试验、B超结果符合早期妊娠诊断。

(5) 询问病人饮食情况，了解病人文化背景、社会家庭情况，以及病人对妊娠的认识程度。

【护理诊断】

1. 营养失调(低于机体需要量)　与食欲不振、恶心、呕吐有关。

2. 知识缺乏　与妊娠及早孕保健知识缺乏有关。

3. 焦虑　与早孕反应、妊娠引起身体变化有关。

【护理措施】

1. 纠正营养失调　向孕妇解释晨吐为早孕常见症状，一般于孕12周左右自然消失；避免空腹和过饱进食，少食多餐以保证热量摄入，多食清淡易消化食物，避免油腻。生活规律，保证充足睡眠，心情舒畅，有利于呕吐减轻，也可遵医嘱口服维生素B_1，维生素B_6缓解症状。如呕吐剧烈不能进食时需住院，纠正水电解质紊乱。

2. 对孕妇进行孕期保健指导，缓解焦虑

(1) 注意孕期卫生，保持外阴清洁，着棉质衣物。

(2) 避免到人群密集的公共场所，防止交叉感染。

(3) 合理用药，如疾病需要用药时，应遵循医嘱用药，在医师指导下选择对胚胎，胎儿无害的药物。

(4) 避免接触烟、酒、放射线、化学毒物等对胎儿有害的物质。

(5) 孕3个月内避免性交，以免因刺激导致流产。

3. 孕期检查指导　育龄女性停经40天，应到医院检查确诊后及时到地方医院建立围生保健卡，并行有关检查。

第二节　妊娠中、晚期妇女的护理

一、妊娠中、晚期妇女病史采集要点

(一) 健康史

有早期妊娠的经过，子宫明显增大和自觉胎动，听诊有胎心音。

询问孕妇饮食习惯，怀孕后饮食习惯有无改变等。评估母子健康状况，胎儿生长发育情况，有无胎儿畸形，重点评估孕妇是否存在高危因素。

（二）身体状况

1. 一般检查 观察孕妇营养、发育、身高、步态及精神状态；检查乳房发育情况、脊柱及下肢有无畸形；重要器官如心、肺、肝、肾等有无异常。重点监测血压、体重，正常孕妇血压不应超过 140/90mmHg，妊娠晚期体重每周不超过 500g。

2. 子宫增大 子宫体随着妊娠周数增加而逐渐增大，宫底逐渐升高，可通过腹部检查手测或尺测宫底高度来判断妊娠周数，初步估计胎儿大小与孕周。宫底高度因孕妇的脐耻间距离、胎儿发育情况、羊水量、单胎、多胎等因素而有差异（表 2-1）。

表 2-1 不同妊娠周数的子宫底高度

妊娠周数	妊娠月份	手测子宫底高度	尺测耻上子宫底高度(cm)
满 12 周	3 个月末	耻骨联合上 2～3 横指	
满 16 周	4 个月末	脐耻之间	
满 20 周	5 个月末	脐下 1 横指	18(15.3～21.4)
满 24 周	6 个月末	脐上 1 横指	24(22.0～25.1)
满 28 周	7 个月末	脐上 3 横指	26(22.4～29.0)
满 32 周	8 个月末	脐与剑突之间	29(25.3～32.0)
满 36 周	9 个月末	剑突下 2 横指	32(29.8～34.5)
满 40 周	10 个月末	脐与剑突之间或略高	33(30.0～35.3)

3. 胎动 妊娠 18～20 周开始，孕妇可自觉胎动，每小时 3～5 次。

4. 胎心音 妊娠 18～20 周时经孕妇腹部可听到胎心音，似钟表的“滴答”声，每分钟 120～160 次。胎心音应与子宫杂音、腹主动脉音、脐带杂音相鉴别。

5. 胎体 妊娠 20 周后，经腹部可触及胎体。妊娠 24 周后，触诊可区分胎头、胎背、胎臀及胎儿肢体。

6. 胎产式、胎先露、胎方位

(1) 胎产式：胎体纵轴与母体纵轴的关系，分纵产式、横产式、斜产式（暂时性）。

(2) 胎先露：最先进入母体骨盆入口的胎儿部。纵产式有头先露（以枕先露最多见）、臀先露。横产式为肩先露，偶可见复合先露。

(3) 胎方位（胎位）：胎儿先露部的指示点与母体骨盆的关系。枕先露以枕骨、臀先露以骶骨、面先露以颏骨、肩先露以肩胛骨为指示点，根据指示点与母体骨盆左、右、前、后、横的关系而有不同胎方位，如枕先露时，若胎头枕骨位于母体骨盆左前方，应为枕左前位。

（三）心理及社会反应

因体内激素的影响，孕妇可表现为情绪不稳定，易激动、生气或哭泣。妊娠晚期，子宫增大明显，孕妇身体负担加重，行动不便，甚至腰背疼痛而影响睡眠，或担心胎儿有无畸形、能否顺利分娩而导致恐惧及焦虑。

（四）辅助检查

1. B 超 可显示胎儿数目、大小、胎方位、胎心搏动、羊水量及胎盘位置等，能测定胎头双顶径，观察胎儿有无体表畸形。

2. 胎儿心电图　间接检测胎儿心电图。

二、产科检查

妊娠期管理是通过定期的产科检查来实现。产科检查的时间：确定早孕开始，妊娠20～36周，每4周检查1次，36周后，每周检查1次，如有异常情况应酌情增加产检次数。产科检查包括：腹部检查、骨盆测量、阴道检查、肛诊和绘制妊娠图。

（一）腹部检查

1. 检查前准备　将腹部检查的目的和意义向孕妇做出解释，让孕妇排空膀胱后仰卧于检查床上，暴露腹部，双腿略屈曲分开，放松腹肌，检查者站于孕妇右侧。

2. 视诊　观察腹部大小、形状，有无妊娠纹、手术瘢痕及水肿，注意有无悬垂腹及尖腹。

3. 触诊　运用腹部四步触诊法，了解胎儿大小、胎产式、胎方位、胎先露及羊水情况等。做前三步检查手法时，检查者面对孕妇；做第四步检查手法时，检查者面向孕妇足部。

第一步：检查者双手置于宫底部，了解子宫外形并测得宫底高度，估计胎儿大小与妊娠周数是否相符。然后以双手指腹相对轻推，判断宫底部的胎儿部分，若为胎头则硬而圆，且有浮球感；若为胎臀则软而宽，且形状略不规则。

第二步：检查者双手分别置于孕妇腹部左右侧，一手固定，另一手轻轻深按检查，两手交替，仔细分辨胎背及胎儿四肢的位置。平坦饱满者为胎背，可变形的高低不平部分为胎儿四肢，有时感到胎儿肢体活动，更易判断。

第三步：检查者右手拇指与其余四指分开，置于耻骨联合上方握住胎儿先露部，进一步查清是否已经衔接，若仍浮动，表示尚未入盆，若已衔接，则先露部不能被推动。

第四步：检查者左右手分别置于胎先露部的两侧，向骨盆入口方向向下深按，再次核对胎先露部的诊断是否正确，并确定胎先露部入盆的程度。

4. 听诊　即听诊胎心音，用听筒可在胎儿背部侧的母体腹壁上，清楚地听到胎心音，头先露时在脐下两侧，臀先露时在脐上两侧，横位者则在靠近脐部下方听得最清楚，听诊时应注意胎心音的速率及有无脐带杂音，也可用胎儿监护仪进行胎心监护。

（二）骨盆测量

1. 骨盆外测量　产前检查应常规行骨盆外测量，能间接判断骨盆大小及其形状，用骨盆测量器测量以下径线。

（1）髂棘间径（interspinal diameter，IS）：孕妇取伸腿仰卧位，测量两髂前上棘外缘间的距离，正常值为23～26cm。

（2）髂嵴间径（intercristal diameter，IC）：孕妇取伸腿仰卧位，测量两髂嵴外缘间最宽的距离，正常值为25～28cm。以上两径线可以间接推算骨盆入口横径的长度。

（3）骶耻外径（external conjugate，EC）：孕妇取左侧卧位，右腿伸直，左腿屈曲，测量第五腰椎棘突下至耻骨联合上缘中点的距离，正常值为18～20cm。第五腰椎棘突下，相当于米氏菱形窝（Michaelis rhomboid）的上角，或相当于髂嵴后连线中点下1.5cm。此径线可以间接推测骨盆入口前后径的长度，是骨盆外测量中最重要的径线。

（4）出口横径（transverse outlet，TO）或称坐骨结节间径（intertuberal diameter，IT）：孕妇取仰卧位，两腿弯曲，双手抱双膝，测量两坐骨结节内侧缘的距离，正常值为8.5～

9.5cm。也可用检查者的拳头测量，若其间能容纳成人的手拳，则一般大于8.5cm，即属正常。此径线直接测出骨盆出口横径的长度。如坐骨结节间径<8cm应加测量出口后矢状径(坐骨结节间径中点至骶尖)，正常值为9cm。如出口横径与出口后矢状径之和大于15cm者，一般足月胎儿可以娩出。

(5) 耻骨弓角度(angle of subpubic arch)：用两手拇指尖斜着对拢，放置在耻骨联合下缘，左右两拇指平放在耻骨降支上面，测量两拇指间的角度即为耻骨弓角度，正常值为90°，小于80°则为异常。此角度可以反映骨盆出口横径的宽度。

2. 骨盆内测量(internal pelvimetry)　经阴道测量骨盆内径能较准确地测得骨盆大小，适用于骨盆外测量狭窄者。宜在妊娠24～36周时进行。

(1) 骶耻内径(diagonal conjugate，DC)：也称对角径，测量耻骨联合下缘至骶岬上缘中点的距离，正常值为12.5～13cm。此值减去1.5～2cm，即为真结合径(true conjugate)，正常值为11cm。

(2) 坐骨棘间径(biischial diameter)：测量两侧坐骨棘间的距离，正常值约为10cm。

(3) 坐骨切迹(incisura ischiadica)宽度：为坐骨棘与骶骨下部间的距离，即骶棘韧带宽度。正常可容纳3横指(5.5～6cm)为正常，否则属中骨盆狭窄。

(三) 阴道检查

妊娠早期初诊时，应作盆腔双合诊检查。妊娠最后一个月内避免阴道检查。

(四) 肛门指诊

了解胎先露、骶骨前面弯曲度、坐骨棘间径及坐骨切迹宽度及骶尾关节的活动度。

(五) 绘制妊娠图

将各项检查结果如体重、宫高、腹围、胎位、胎心等填于妊娠图中，绘成曲线图，观察动态变化，及早发现和处理孕妇和胎儿的异常情况。

三、病例1　(妊娠中期妇女的护理)

周某，29岁，公司职员，G_4P_0，停经20周，便秘2周，早孕反应明显，妊娠18周开始感觉胎动。妊娠前每日排一次大便，妊娠后3日排一次大便，干硬，偶有便后出血，日饮水量约500ml，水果、蔬菜摄入较少，体重变化不大。孕妇焦虑，担心胎儿过小，毒素不能及时排出而影响胎儿健康。

【护理评估】

通过对孕妇的健康史、身心状况及检查结果进行评估讨论。例如：

(1) 有早孕经过，感觉腹部增大和自觉胎动。

(2) 饮食习惯不良：怀孕后体重变化不大，日饮水量少，500ml/日，水果、蔬菜摄入少。

(3) 有便秘症状，大便干硬，偶伴便后出血。

(4) 焦虑，担心胎儿发育与健康。

(5) 询问病人饮食情况，了解病人文化背景，社会家庭情况，以及病人对妊娠认识程度。

【护理诊断】

1. 营养失调　与饮食习惯不良有关。

2. 便秘　与妊娠引起肠蠕动减弱、饮食习惯不良有关。

3. 焦虑　与担心胎儿健康有关。

4. 知识缺乏　与缺乏相关的妊娠保健知识有关。

【护理措施】

1. 营养失调　告之孕妇孕期要摄入合理营养，膳食要多样化，调配合理，以优质蛋白、普通米、面、新鲜水果及各种蔬菜为主，以保证胎儿发育的需要。

2. 减轻便秘

(1) 向孕妇解释便秘是怀孕的常见现象，告之要多饮水，每日清晨饮一杯水。

(2) 多吃易消化、富含有纤维素多的新鲜蔬菜水果，促使排便。

(3) 养成定时排便习惯，必要时遵医嘱使用粪便软化剂。

(4) 适当增加活动量，以不引起疲劳为宜。

(5) 鼓励孕妇休息时采取侧卧位或抬高下肢，以防痔疮的发生。

3. 缓解焦虑　向孕妇解释便秘不会影响胎儿健康，使孕妇情绪稳定。

4. 健康宣教　给孕妇提供相关的孕期保健知识。

四、病例2　(妊娠晚期妇女的护理)

张某，31岁，停经32周，近来时有小腿痉挛、踝部水肿，经休息后好转。血压120/86mmHg，宫高30cm，腹围90cm，宫底部触及圆而硬的胎头，腹部右侧平坦饱满，左侧大小不等易变形，耻骨联合上方触及软而宽的臀部，形状不规则。胎心音在脐右上方听诊最清楚，胎心率150次/分。骨盆外测量：髂棘间径25cm，髂嵴间径27cm，骶耻外径18cm，坐骨结节间径9cm。化验：血红蛋白80g/L，尿蛋白阴性。孕妇担心胎位不正，分娩不顺利。问：①该孕妇是什么胎产式、胎先露和胎方位？②该孕妇的检查结果哪些异常？③该孕妇产前检查的时间？④如何对该孕妇进行护理和健康指导？

【护理评估】

通过对孕妇的健康史，身心状况及检查结果进行评估讨论。例如：

(1) 该孕妇胎产式是纵产式、臀先露，胎位为骶右前。

(2) 经检查异常结果为：血红蛋白80g/L。

(3) 妊娠32周，产前检查的时间为：每2周1次(32～36周)，36周后每周1次。

(4) 停经32周，宫高30cm，腹围90cm，子宫大小与停经周数相符。

(5) 近来时有小腿抽筋，踝部时有水肿但经休息后好转，均为晚期妊娠常见的症状。

(6) 询问孕妇的一般情况以及对妊娠认识的程度。

【护理诊断】

1. 体液过多(水肿)　与妊娠压迫下腔静脉或水钠潴留有关。

2. 下肢痉挛　与妊娠期钙质缺乏有关。

3. 焦虑　与担心胎儿健康有关。

4. 知识缺乏　与缺乏妊娠中、晚期保健知识有关。

【护理措施】

1. 孕期保健知识指导

(1) 改善孕期症状

1）水肿：告之孕妇在妊娠晚期发生下肢水肿，休息后消退，属正常现象。嘱其休息时取左侧卧位，下肢稍抬高，避免长时间站立或坐位；适当减少钠盐的摄入，不必限制水分；但如下肢明显水肿或经休息后不消退者，应及时就诊，警惕妊娠高血压综合征的发生。

2）下肢痉挛：指导孕妇在饮食中增加补钙，避免腿部受凉、疲劳，伸腿时避免脚趾尖伸向前，走路时脚跟先着地。发生下肢痉挛时，嘱孕妇背曲肢体或局部热敷、按摩，直至痉挛消失。必要时遵医嘱口服钙剂。

3）贫血：告之孕妇增加含铁食物的摄入，如动物肝脏、瘦肉、蛋黄、豆类等。如必要时补充铁剂。

(2) 告之孕妇定期产前检查的目的和意义：明确孕妇和胎儿的健康状况，及时发现和处理异常情况，预约下次产检的时间，并嘱孕妇：妊娠 32～36 周，每 2 周检查一次；妊娠 36 周后，每周一次。有异常情况时要增加产检次数并提前入院待产。

2. 减轻焦虑 鼓励孕妇说出内心忧虑，耐心解释所提出的问题，向其介绍一些妊娠分娩知识，确保母儿顺利度过妊娠期、分娩期，缓解其焦虑情绪。

【思考题】

(1) 针对孕妇的身心变化及临床表现，护理人员应如何做好妊娠中晚的护理？

(2) 简述胎产式、胎先露和胎方位的概念。

(3) 简述腹部四步触诊的方法。

（刘琼玲）

第三章　分娩期妇女的护理

第一节　影响分娩的因素

【见习要求】

通过临床见习，加深对本章节理论知识的理解，进一步掌握影响分娩的因素。

【见习内容】

影响分娩的因素。

【见习方法】

临床见习。教师指导或讲解影响分娩的因素；带领学生接触产妇，收集病史；说出影响分娩的重要因素，教师点评。

一、影响分娩的四大因素

（一）产力

1. 子宫收缩力　子宫收缩力是临产后的主要产力，贯穿于整个分娩过程中，临产后的子宫收缩力能迫使宫颈管变短直至消失、宫口扩张、胎先露部下降和胎盘、胎膜娩出。临产后的正常宫缩具有以下特点：①节律性；②对称性和极性；③缩复作用。

2. 腹肌和膈肌收缩力（腹压）　为胎儿娩出的辅助力量，协助宫缩，迫使胎儿胎盘娩出。

3. 肛提肌收缩力　协助胎先露部在盆腔内旋转，有助于胎头仰伸、娩出。

（二）产道

产道是胎儿娩出的通道，分为骨产道与软产道两部分。

（三）胎儿

胎儿能否顺利通过产道，除产力和产道因素外，还取决于胎儿大小、胎位及有无畸形。

（四）精神心理状态

分娩过程中，精神心理因素可影响产力，进而影响产程进展。

二、病史收集的内容及要点

（一）病史评估

病史评估包括确认资料、此次妊娠史、过去妊娠史、一般健康状况和家族史。

（二）身体评估

身体评估包括评估生命体征、胎心率、胎产式、胎方位、胎膜的完整性、羊水的性质、胎先露部的下降程度、子宫颈管的扩张、阴道出血量、会阴情况、子宫收缩力、宫底高度、骨盆大小、乳房、皮肤、体重等，并与正常值比较。

（三）心理社会评估

产妇待产时，以产妇及胎儿的安全为重点进行评估。

(四) 胎心监测

临床上可用胎心听诊器、多普勒或胎儿监护仪进行胎心监测。

三、病　例

王某，22岁，妊娠39周，身高148cm，体重56kg，G_1P_0，见红伴规律腹痛10小时，体温36.5℃，血压120/80mmHg，心率80次/分，宫高34cm，腹围102cm。骨盆外测量：22cm-26cm-18cm-7.5cm，胎方位LOA，胎心音144次/分，B超提示胎儿双顶径9.5cm，宫口开3cm，胎头下降，骶尾关节活动度可，宫缩40～50″/3～4′。综合以上资料，为该孕妇确定主要的护理诊断或合作性问题，并制定相应的护理措施。

【护理评估】

根据所给病例的几个数值结合分析如下：①孕妇身高148cm，身材矮小；②宫高34cm，腹围102cm；③B超提示胎儿双顶径9.5cm；

提示：孕妇身材，骨盆，与胎儿大小不相称。

【护理诊断】

1. 有受伤的危险　与骨盆狭窄有关。

2. 焦虑　与担心胎儿是否健康有关。

3. 疼痛　与子宫收缩疼痛有关。

4. 新生儿窒息的危险　与骨盆狭窄有关。

5. 组织灌注量改变的危险　与产后出血有关。

【护理措施】

(1) 密切观察产程进展，密切监测胎心、胎动和宫缩情况。

(2) 产前认真、仔细向产妇讲明妊娠和分娩经过，可能变化及出现的问题。

(3) 安慰并开导孕妇，告知家属产程进展并让其给予支持。

(4) 提供安静无刺激性的环境，减少对感官刺激。

(5) 用音乐、图片、谈话等方法转移产妇对疼痛的注意，也可用按摩、热敷、淋浴等方法。

(6) 有异常及时报告医生并及时处理产程，做好术前准备。

(7) 指导孕妇产时减痛方法，即鼻子吸气，口吐气，宫缩时屏气使用。

(8) 持续胎心监护，及时发现胎儿异常情况。

(9) 尽快结束第二产程，减轻胎头受压情况。

(10) 做好新生儿复苏准备。

(11) 提供情感支持，产后按摩子宫，预防产后出血。

【思考题】

(1) 影响分娩的四大因素是什么？

(2) 请说出骨盆各条径线的正常数值。

第二节　正常分娩妇女的护理

【见习要求】

通过临床见习，加深对本节理论知识的理解，进一步掌握对正常分娩妇女护理要点和措施。

【见习内容】

正常分娩妇女的护理。

【见习方法】

临床见习。教师指导或讲解正常分娩妇女各个产程资料收集内容及护理要点；带领学生接触产妇，收集资料；指导学生应用护理程序方法，以讨论的方式进行护理评估、诊断，列出护理措施，教师点评。

一、第一产程妇女资料收集的内容及护理要点

(一) 入院护理

判断孕妇临产后，协助办理住院手续，介绍待产室及产房环境，做好产前检查记录，采集病史并完成病历书写。

(二) 心理护理

助产人员应加强与孕妇沟通，帮助其采取相应的应对措施，以便顺利分娩。

(三) 观察生命体征

第一产程期间，每隔 4～6 小时测量血压一次，若发现血压升高，或妊娠期高血压疾病及子痫病人，应酌情增加测量次数，并给予相应处理。

(四) 观察产程进展

1. 子宫收缩　用触诊法或胎儿监护仪监测。最简单的方式是由助产人员一手手掌放于产妇腹壁，感觉宫缩时宫体部隆起变硬，间歇期松弛变软的情况。定时连续观察子宫收缩时间、间歇期时间、强度及频率，并及时记录。用胎儿监护仪描记宫缩曲线，可以看出每次宫缩持续时间、强度和频率，是较全面反映宫缩的客观指标。

2. 宫颈扩张和胎头下降的程度　临产后应适时在宫缩时进行肛门检查，次数不应过多。一般临产初期隔 4 小时查 1 次，经产妇或宫缩频者间隔时间应缩短。

3. 胎心监测　可用胎心听诊器、多普勒或胎儿监护仪。

4. 破膜及羊水观察　胎膜多在宫口近开全时自然破裂，前羊水流出，一旦胎膜破裂，应立即听胎心，观察羊水颜色、性状和流出量，并记录破膜时间。破膜超过 12 小时尚未分娩者应遵医嘱给予抗生素预防感染。

5. 提供舒适

(1) 提供良好的环境：产房保持安静无噪声，减少不良刺激。

(2) 补充液体和热量：鼓励孕妇在宫缩间歇期少量多次进食高热量、易消化、清淡饮食，注意摄入足够的水分，以保证产程中保持精力和体力的充沛。

(3) 活动和休息：临产后，若宫缩不强且未破膜，应鼓励孕妇在宫缩间歇期室内走动，初产妇宫口近开全或经产妇宫口 4cm 以上应卧床休息，取左侧卧位。

(4) 清洁卫生:因频繁宫缩,产妇出汗较多,加之阴道分泌物、羊水外溢等,孕妇常有不适感,应协助孕妇擦汗、更衣、更换床单等。

(5) 排尿:临产后,应鼓励产妇每 2～4 小时排尿 1 次,以免膀胱充盈影响胎头下降。

(6) 减轻疼痛:鼓励指导孕妇采取有效的措施来缓解疼痛,如指导孕妇放松休息,恢复体力;也可通过音乐、谈话等方式转移孕妇的注意力,减轻其疼痛的感觉;必要时遵医嘱配合应用镇静剂、麻醉药。

二、第二产程妇女的资料收集的内容及护理要点

(一) 心理护理

第二产程期间,助产士应陪伴在旁,及时提供产程进展信息,给予安慰、支持和鼓励,缓解其紧张情绪和恐惧感。

(二) 观察产程进展

此期宫缩频而强,需密切监测胎心,若发现胎心减慢,立即阴道检查,尽快结束分娩。若发现第二产程延长,应及时查找原因,尽量采取措施结束分娩,避免胎头长期受压。

(三) 指导孕妇屏气

宫口开全后,指导孕妇正确运用腹压。方法是让孕妇双足蹬在产床上,两手握住产床上的把手,宫缩时深吸气后屏气,然后如解大便样向下用力屏气以增加腹压。宫缩间歇期,产妇正常呼吸,全身肌肉放松休息,宫缩再现时,重复同样的屏气动作,以加速产程进展。

(四) 接产准备

初产妇宫口开全,经产妇宫口扩张 4cm 且宫缩规律有力时,应做好接产准备工作。让产妇卧于产床上,消毒外阴。接产者按无菌操作常规洗手、戴无菌手套、穿手术衣、打开产包、铺好消毒巾、准备好接产。

(五) 接产

1. 评估会阴部发育情况 接产者在接产前正确识别会阴撕裂诱因,必要时会阴切开。

2. 接产要领 保护会阴的同时协助胎头俯屈,让胎头以最小径线在宫缩间歇时缓慢地通过阴道口,是预防会阴撕裂的关键。

3. 接产步骤 接产者在产妇右侧,当胎头拨露使阴唇后联合紧张时,开始保护会阴,方法是:在会阴部铺消毒巾,接产者右肘支在产床上,右手拇指与其余四指分开,利用手掌大鱼际肌顶住会阴部。每当宫缩时应向上内方托压,同时左手应下压胎头枕部,协助胎头俯屈和使胎头缓慢下降。宫缩间歇时,保护会阴的右手稍放松,以免压迫过久引起会阴水肿,当胎头枕部在耻骨弓下露出时,左手应按分娩机制协助胎头仰伸。此时若宫缩强,应嘱产妇哈气消除腹压,让产妇在宫缩间歇时稍向下屏气,使胎头缓慢娩出,当胎头娩出见有脐带绕颈一周且较松时,可用手将脐带顺胎肩推上或从胎头退下,若脐带绕颈过紧或绕颈 2 周或 2 周以上,用两把血管钳将其一段夹住从中间剪断脐带,勿伤及胎儿颈部。胎头娩出后,右手仍应注意保护会阴,不要急于娩出胎肩,而应先以左手自鼻根向下颏挤压,挤出口鼻内的黏液和羊水,然后协助胎头复位及外旋转,使胎儿双肩径与骨盆出口前后径一致。接产者左手向下轻压胎儿颈部,使前肩从耻骨弓下先娩出,再托胎颈向上使后肩从会阴前缘缓慢娩出。双肩娩出后,保护会阴的右手方可放松,然后双手协助胎体及下肢相继以侧位娩出。

三、第三产程妇女的资料收集的内容及护理要点

（一）协助胎盘、胎膜娩出并检查

正确处理胎盘娩出可减少产后出血的发生。

（二）检查软产道

胎盘娩出后，应仔细检查会阴、小阴唇内侧、尿道口周围、阴道及宫颈有无裂伤，若有裂伤，应立即缝合。

（三）预防产后出血

产后在产房观察2小时，重点观察子宫收缩情况、宫底高度、阴道出血量，嘱产妇及时排空膀胱。

（四）提供舒适

为产妇擦汗更衣，及时更换床单及会阴垫，提供清淡、易消化的流质饮食，帮助产妇恢复体力。

（五）情感支持

帮助产妇接触新生儿，协助产妇和新生儿进行皮肤接触和早吸吮，建立母子情感。

四、病　　例

李某，27岁，妊娠39周，G_2P_0，见红伴规律腹痛10小时。体温36.5℃，脉搏80次/分，血压120/80mmHg，心率80次/分，宫高34cm，腹围96cm，胎心音144次/分，宫缩40～50″/2～3′，胎方位ROA，宫口开8cm，先露＋3。综合以上资料，为该孕妇确定主要护理诊断或合作性问题，并制定相应的护理措施。

【护理诊断】

1. **疼痛**　与子宫收缩引起神经牵拉有关。
2. **焦虑**　与能否顺利生产有关。
3. **自理缺陷**　与产时特殊的体位有关。
4. **有受伤的危险**　与分娩中可能软产道、新生儿产伤有关。

【护理措施】

（1）产程中，持续胎心监护。

（2）指导产妇宫缩时做深呼吸，双手轻揉下腹部或腰骶部，以减轻疼痛。

（3）教导孕妇在宫口开全时运用腹压，深吸气，屏气向下用力，双手像提水一样往上使劲，双脚用力往下蹬。

（4）及时将胎头下降情况（即可以看见胎头的多少）告知孕妇，增加其可以顺产的信心。

（5）待产室应不离工作人员，随时观察产程进展，及时解决产妇的各种生活需要。

（6）积极处理产程，以防产程过长。

（7）做好新生儿复苏的准备。

（8）协助产妇建立母子关系，尽快适应角色变化。

（9）提供情感支持，刺激子宫收缩，预防产后出血。

【思考题】

临产的表现有哪些？产程的区分及表现有哪些？

（吴瑜瑜　蔡文智）

第四章 产褥期妇女的护理

产褥期妇女的护理

【见习要求】

(1) 通过临床见习，加深对本章知识的理解，了解产褥期妇女各器官发生的变化。

(2) 熟悉正常产褥期妇女的临床表现。

(3) 掌握对产褥期妇女的护理要点。

【见习内容】

产褥期妇女的护理。

【见习方法】

临床见习。教师讲解产褥期病史收集的内容及要点；带领学生接触产妇，收集病史；指导学生应用护理程序的方法，以讨论方式进行护理评估、诊断，列出护理措施，教师点评。

一、产褥期妇女的生理变化内容及要点

(一) 生殖系统的变化

1. 子宫复旧 子宫复旧是指妊娠子宫自胎盘娩出后逐渐恢复至未孕状态的过程。其中包括子宫体的纤维缩复、子宫内膜再生、子宫颈复原及子宫下段变化、子宫血管变化。

2. 阴道变化 阴道壁张力逐渐恢复，黏膜皱襞重新出现。

3. 外阴变化 因分娩造成的会阴伤口愈合，但处女膜因分娩的撕裂伤后不能恢复形成残缺痕迹，称处女膜痕。

4. 盆底组织变化 盆底组织因分娩造成的部分盆底肌及筋膜断裂，不一定能完全恢复接近未孕状态，若产褥期过早重体力劳动或过剧运动，可导致阴道壁膨出，甚至子宫脱垂。

(二) 乳房变化

乳房的变化主要是泌乳。哺乳可以反射性的刺激子宫收缩，有利于子宫等有关器官组织恢复，而且初乳含有丰富的蛋白质和大量的免疫球蛋白，易消化，是新生儿最好的天然食物。

(三) 循环系统变化

妊娠期血容量增加，在妊娠 32～34 周达高峰，增加 40%～45%，当分娩结束，子宫胎盘血循环不复存在，加之子宫缩复至大量血液从子宫涌入体循环，加大了心脏负担(特别是在产后 72 小时内)，如心脏功能不好，极易诱发心力衰竭。血容量于产后 2～3 周回复至未孕状态。

(四) 消化系统变化

产褥期卧床少运动，加之妊娠、分娩引起腹肌及盆底肌松弛，导致肠蠕动减弱，易便秘。

(五) 泌尿系统变化

妊娠期血容量增加，体内潴留了多量水分，这些主要是通过泌尿系统排泄出体外，故产后 1 周内尿量增多。

(六) 内分泌系统变化

月经复潮多受哺乳影响，但如果不哺乳可在产后 6～10 周月经复潮，平均在产后 10 周

左右恢复排卵。

（七）腹壁变化

腹壁张力需在产后 6～8 周才能恢复。

（八）身体评估

身体评估的重点是产褥期妇女心理变化；要注意掌握影响产褥期妇女心理变化的因素；产褥期妇女心理调适主要表现在：①依赖期表现；②依赖-独立期表现；③独立期表现。

二、产褥期妇女的临床表现及护理

最好能进入临床接触产褥期产妇，加强见习效果。

（一）生命体征变化——重点监测产后体温的变化

有些产妇在产后 24 小时内体温稍升高，但不超过 38℃，可能与产时体力消耗等有关；产后 3～4 天可出现泌乳热，不超过 39℃，一般持续 4～16 小时，泌乳热主要是因乳房血管、淋巴管极度充盈所致，乳房排空后体温自然下降，故指导产妇喂奶、促进乳房排空是关键。

（二）子宫复旧——如何观察子宫收缩

指导学生学习检查子宫的手法，创造动手机会。检查者的手先在产妇下腹部轻柔，待子宫轮廓呈现后再检查子宫底高度和子宫有无压痛等表现，主要是测量宫底与脐部的距离（子宫高度是用宫底在脐下多少横指来描述），正常子宫每天下降 1～2cm，至产后 10 天子宫降入骨盆腔内，在耻骨联合上方扪不到宫底。

（三）产后宫缩痛的表现

产后宫缩痛主要在产后 1～2 天出现，呈强直性收缩，一般不需用药，但有少数产妇会有明显的感觉，特别是经产妇（产次越多表现越明显），有时候会需要用药止痛。

（四）观察恶露

鉴别正常恶露及不同时间恶露的表现，每种恶露持续的时间，应该增强学生对恶露的认识，观察恶露，除了观察量，还要学会辨别正常颜色和气味（恶露分为血性恶露：持续 3～4 日；浆液性恶露：持续 10 日左右；白色恶露持续 20 日左右；正常气味为血腥味，但无臭味），特别是当红色恶露持续时间过长和量多时，应高度警惕会不会有组织物残留的可能，恶露出现异常臭味时，警惕是否有感染存在。

（五）会阴伤口——观察伤口愈合情况

如何观察伤口有没有红肿、硬结、渗液等，护理会阴的方法，指导正确卧位及卧位对会阴伤口愈合的重要性，对于伤口有红肿的可以给予高浓度液体湿敷如：50％硫酸镁或 95％酒精，能达到消肿的功效和减轻疼痛的作用，如果能在分娩结束后及时给予湿敷效果更好。

（六）褥汗——识别正常褥汗及护理

首先了解褥汗产生和褥汗最多的时间，让学生与产妇直接接触了解，学会如何指导产妇自我护理，如应该穿什么样的衣服最好（棉质衣服透气吸汗），更衣、擦汗的必要性等。

（七）排尿及排泄护理

了解引起排泄困难的因素，排尿困难多与产后会阴疼痛或者排尿姿势的改变有关；便秘多为产后卧床、饮食结构改变致使肠蠕动减弱、产褥早期腹肌和盆底肌张力下降有关。解决产后排泄困难方法，指导产妇如何做缩肛运动以锻炼盆底肌肉，尽快恢复盆底肌肉及腹肌的张力，另外指导产妇正确饮食，少吃辛辣、刺激食物，适当增加纤维素食物，还应在身体允许的情况下适当增加活动量。

(八) 乳房胀痛

让学生了解乳房胀痛等表现和造成乳房胀痛的原因、防止乳房胀痛的方法有哪些，做到按需哺乳，即母亲需要即母亲奶胀了，婴儿需要即婴儿饿了，都是防止乳房胀痛等有效措施。乳房胀痛的护理：按摩乳房、排空乳房，拍打抖动乳房(手托着乳房下方抖动)；如有乳头凹陷的，可在喂哺之前牵拉凹陷的乳头，或是使用吸奶器先把奶头吸立起后再喂奶。

(九) 乳头皲裂

识别乳头皲裂及处理(争取实例介绍)。乳头皲裂多与喂奶的方法不正确造成，如婴儿在含吮乳头时，没能很好地将整个乳头和大部分的乳晕含在口中。乳头皲裂的护理方法是：指导正确的喂奶方法，对有严重的乳头皲裂应暂停喂哺，可以用吸奶器将奶汁吸出喂哺婴儿；轻度皲裂，除了正确喂哺外，喂奶后可挤出少量奶汁涂抹在乳头和乳晕上，短暂暴露和干燥可起到修复的作用。

(十) 产后抑郁

一般是在产后 3～4 天发生，了解产妇抑郁发生高峰时间，引导学生如何进行心理护理，要多了解产妇家庭情况如夫妻关系、婆媳关系融洽程度等，协助其学习如何去应对初为人母。

(十一) 产后保健操

了解产后保健操的作用，利用视频掌握保健操。

三、病　　例

张某，27 岁，顺产 4 天后，胸部出现压迫感，乳房胀痛难忍，体温 39.1℃，痛苦表情，乳头平坦内陷，手挤乳晕有乳汁流出，乳房胀满坚实，触痛；宫底在脐耻之间，轮廓清楚，会阴切口无红肿，血性恶露，味腥。综合以上资料，为该孕妇确定主要护理诊断或合作性问题，并制定相应的护理措施。

【护理评估】

产后第 4 天，体温 39.1℃；乳头平坦内陷，乳房胀满坚实，触痛；会阴伤口无红肿，血性恶露，味腥。

【护理诊断】

1. 发热　与乳汁郁积有关。

2. 焦虑　与乳房胀痛，无法喂养婴儿有关。

3. 母乳喂养无效　与乳头平坦，婴儿无法正常哺食有关。

【护理措施】

(1) 按摩乳房，排空乳房，热毛巾湿敷乳房。帮助指导产妇哺乳技巧。

(2) 可在喂哺之前牵拉凹陷乳头，或是使用吸奶器先把奶头吸立起后再喂奶。

【思考题】

(1) 什么原因可引起乳房胀痛？出现乳房胀痛时，应如何护理？

(2) 当乳头皲裂时，应如何哺乳？最正确的哺乳方法是什么？

(黄亦武)

第五章　高危妊娠管理

第一节　高危妊娠及监护管理

【见习要求】

通过临床见习，加深对本节理论知识的理解，了解高危妊娠的定义、范畴及监护管理。

【见习内容】

高危妊娠及监护管理。

【见习方法】

临床见习。教师指导或讲解高危妊娠的内容及监护管理要点，带领学生接触患者，收集病史，提出应该采取哪些监护措施，教师给予点评。

一、高危妊娠的定义

高危妊娠是指妊娠期有个人或社会不良因素及有某种并发症或并发症等可能危害孕妇、胎儿及新生儿或者导致难产者。

二、高危妊娠的护理评估

（一）病史评估

应仔细评估孕妇是否有自然流产、异位妊娠、早产、死产等产科病史；是否合并有各种妊娠并发症，如心脏病、糖尿病、高血压、肾脏病等。

（二）身体评估

孕妇目前的情况，是否有产科并发症，如妊娠高血压综合征、前置胎盘、胎盘早期剥离、羊水过多或过少、胎儿宫内生长迟缓、过期妊娠、胎位异常、妊娠期接触大量放射线、化学毒物或服用过对胎儿有影响的药物等。

三、高危妊娠的监护措施

（一）人工监护

1. 确定孕龄　根据末次月经、早孕反应的时间、胎动出现时间推算孕龄。

2. 宫底高度及腹围　测量孕妇的宫底高度、腹围，估计胎龄及胎儿大小，以了解胎儿宫内发育情况。

3. 高危妊娠评分　在第一次产前检查时，就根据孕妇病史及体征按“高危妊娠评分指标”进行评分。

4. 胎动计数　监测此指标可判断胎儿在宫内的状态。

（二）妊娠图

妊娠图是反应胎儿在宫内发育及孕妇健康情况的变化曲线图。将每次产前检查所得的血压、体重、宫底高度、腹围、水肿、尿蛋白、胎位、胎儿心率等数值记录于妊娠图上，绘制成标准曲线，观察动态变化，其中宫底高度曲线是妊娠图中最主要的曲线。

（三）仪器监护

1. B超 B超检查不仅能够显示胎儿数目、胎位、有无胎心搏动及胎盘位置，而且能测量胎头的双顶径、胸径、腹径及估计孕龄及孕产期，还可估计胎儿体重、有无胎儿体表畸形、胎盘成熟度等。

2. 胎心听诊 胎心听诊是临床普遍使用的最简单方法，可用听诊器或多普勒胎心仪监测，判断胎儿是否存活，是否存在宫内缺氧；缺点是不能分辨瞬间变化，测胎心的同时应注意胎心的强弱及节律，有疑问时应延长听诊时间。

3. 胎心电子监护 胎心电子监护可以连续记录胎心率的变化，也可以同时观察胎动、宫缩对胎心率的影响。胎心电子监护有两种功能：

（1）用胎儿监护仪记录胎心率，有两种基本变化：基线胎心率及周期性胎心率。

（2）预测胎儿宫内储备能力包括无应激试验、宫缩压力试验、催产素激惹试验。

4. 胎儿心电图监测 胎儿心电图监测是通过置电机于母体腹壁或胎儿体表记录胎儿心脏活动的电位变化及其在心脏传导过程的图形。通过胎儿心脏活动的客观指标及早诊断胎儿宫内缺氧及先天性心脏病。

5. 羊膜镜检查 羊膜镜是在胎膜完整时插入子宫颈管观察羊膜及羊水情况的器械。妊娠晚期或分娩期应用羊膜镜观察羊水性状、量及颜色，可早期发现胎儿缺氧。

（四）实验室检查

1. 胎儿畸形检查 检查项目如甲胎蛋白等。

2. 胎盘功能检查 胎盘功能检查可采用孕妇血、尿雌三醇等测定。

3. 胎儿成熟度检查 抽取羊水进行分析，是常用的也是正确判断胎儿成熟度的方法。

4. 胎儿缺氧及其程度检查 常用的检查如胎儿头皮血气测定等。

四、病　　例

邵某，女，29岁，停经35周，双下肢浮肿1个月，加重3天，血压升高1天，体温37.1℃，呼吸18次/分，脉搏84次/分，血压150/100mmHg；腹部隆起，双下肢浮肿（＋）；宫高33cm，腹围95cm，胎心音140次/分钟，无宫缩，先露头，高浮，宫口未开，胎膜未破；血常规（－），尿蛋白（＋＋）。综合以上资料，为该孕妇确定主要的护理诊断或合作性问题，并制定相应的护理措施。讨论重点：双下肢浮肿1个月，加重3天，血压升高1天，血压150/100mmHg，尿蛋白（＋＋）。

【护理诊断】

1. 体液过多 与血液回流受阻、水钠潴留有关。

2. 潜在并发症 胎盘早期剥离。

3. 焦虑 与缺乏妊高症相关知识与担心自身和胎儿健康有关。

4. 知识缺乏 与缺乏妊高症、妊娠期高血压疾病相关知识有关。

【护理措施】

（1）嘱病人尽量卧床休息，减少活动；体位姿势改变应缓慢，避免突然改变体位姿势而致头晕跌倒。

(2) 尽量安排病人住单间、光线稍暗的病室，保持室内空气流通，减少声、光刺激，限制亲友的探视。向病人详细介绍病室及周围环境，以及如何使用呼叫系统，将病人安排在离护士站、治疗室近的房间。

(3) 督促、协助病人按时服用镇静、降压、解痉药，并注意观察用药后效果。

(4) 正确掌握解痉药硫酸镁使用方法，毒性反应的观察，降压药的用药原则及方法。

(5) 为防受伤，必须专人护理，床边加护栏，取下活动义齿，备好急救用物，如压舌板、开口器、吸痰器、气管切开包、氧气等。

(6) 密切观察血压、脉搏、呼吸及体温，加强胎儿监护，持续低流量吸氧，注意观察有无阴道流血及宫底上升、腹痛等出现。

(7) 对病人及其家属进行适当的安慰，表明医务人员对其病情的详细了解和关心，以增加病人安全感。

(8) 理解、同情病人的感受，耐心倾听病人的诉说。

(9) 在治疗过程中，给予病人恰当的信息：如病情得到控制、血压稳定、胎心音正常等，使其对病情有所了解，增加信任感，减轻焦虑。

【思考题】

(1) 试述胎心监测报告的异常情况分类、表现及处理原则。

(2) 妊高症的护理要点是什么？

（吴瑜瑜　蔡文智）

第二节　高危妊娠的处理原则及护理

【见习要求】

通过临床见习，加深对本节理论知识的理解，了解高危妊娠发生的原因及护理措施。

【见习内容】

高危妊娠的处理原则及护理。

【见习方法】

临床见习。教师指导或讲解高危妊娠的病史收集的内容及要点，带领学生接触患者，收集病史，提出应该采取哪些护理措施，教师给予点评。

一、高危妊娠孕妇的病史收集的内容及要点

(一) 病史

了解孕产妇年龄、生育史、疾病史(合并内外科疾病)，了解早期妊娠时是否用过对胎儿有害的药物或接受过放射线检查，是否有过病毒性感染。

(二) 身心状况

1. 一般状况了解　了解孕妇身高、步态、体重，身高＜150cm 者，容易头盆不称，步态异常者应注意骨盆有无不对称，体重过轻或过重者亦属于高危妊娠的范畴。

2. 测量宫底高度和腹围　判断子宫大小是否与停经周数相符，大于或低于正常值 3cm 者为异常，过大者应排除羊水过多或双胎，过小者应警惕胎儿宫内发育迟缓。如果为足月，

应估计胎儿大小,<2500g 或≥4000g 均应给予重视。

3. 检查胎位 了解胎位有无异常。

4. 测血压 如≥140/90mmHg 为异常或较基础血压升高 30/15mmHg 者应警惕。

5. 心功能检查 评估心脏杂音及心功能。

6. 检查阴道出口 阴道出口是否过小,外阴部有无静脉曲张等。

7. 分娩时评估 分娩时要评估有无胎膜早破、羊水量及性状等。

8. 数胎动 如孕妇自觉胎动减少,12 小时内胎动次数≤10 次或低于自我监测胎动规律的 50%,在排除药物影响后,应考虑胎儿宫内缺氧,如自觉胎动过频或胎动过分剧烈,表示胎儿在宫内严重缺氧,有胎死宫内的危险。

9. 心理状态评估 高危孕妇在妊娠早期常担心流产及胎儿畸形,在妊娠 28 周以后则担心早产、出现胎儿异常或者胎死宫内、死产等;孕妇可因前次妊娠的失败而对此次妊娠感到恐惧;由于需要休息而停止工作,产生烦躁不安;因为自己的健康与维持妊娠相矛盾而感到焦急、无助;也可因为不可避免的流产、死产、死胎、胎儿畸形等而产生悲哀和失落。要认真评估高危孕妇的应对机制、心理承受能力及社会支持系统。

(三) 辅助检查

1. 实验室检查 血、尿常规检查;肝、肾功能测定;血糖及糖耐量;出凝血时间、血小板计数等。

2. B 超检查 通常妊娠 22 周起,每周双顶径增加 0.22cm,如双顶径达 8.5cm 以上,则 91%的胎儿体重超过 2500g,了解胎儿有无畸形及胎盘功能分级等。

3. 听胎心 正常胎心率为 120～160 次/分钟。当胎心率<120 次/分钟或>160 次/分钟时,应监测胎心变化,因为当胎盘功能不良或子宫胎盘血流有障碍或胎儿脐带循环受阻时,可导致胎儿缺氧出现胎心异常。

4. 胎心电子监护

(1) 胎心率的监测:监护仪记录的胎心率可有两种基本变化:基线胎心率(baseline heart rate,BHR)及周期性胎心率(periodic change of FHR,PFHR)。

(2) 宫缩压力试验(contraction stress test,CST)或催产素激惹试验(oxytocin challenge test,OCT)。

5. 胎儿心电图 如羊水过多时 R 波低等。

6. 羊膜镜检查 如羊水呈黄绿色、绿色提示胎儿窘迫等。

7. 其他测定项目 孕妇尿雌三醇、血清游离雌三醇、血清胎盘催乳素、血清妊娠特异性β糖蛋白测定及阴道脱落细胞检查、羊水检查、胎儿头皮血 pH 测定、甲胎蛋白测定。

二、病　　例

陈某,女,24 岁,停经 3 个月余,发现盆腔肿块 6 天;体温 36.8℃,呼吸 18 次/分,脉搏 76 次/分,血压 114/82mmHg,心率 76 次/分;腹部稍隆起,宫底于耻骨联合上 3 横指,子宫前位,如孕 3 个月大小,子宫右上方触及约 12cm×12cm 大小肿块,质硬,边界清,无压痛,活动好。B 超报告:子宫前位,增大,内见胚胎,头臀径 57mm,子宫右侧见 126mm×63mm×67mm 实质性低回声肿块。综合以上资料,为该孕妇确定主要的护理诊断或合作性问题,并制定相应的护理措施。

【护理诊断/问题】

1. 有流产的危险 与子宫肌瘤增大有关。

2. 焦虑 与担心胎儿能否健康存活有关。

3. 知识缺乏 与缺乏子宫肌瘤相关知识有关。

【相应护理措施】

(1) 孕期定时产检,密切注意胎动情况。

(2) 告知孕妇及其家属有相关检查的报告结果,让其及时了解胎儿宫内的基本情况,增加产检次数,如果有腹痛及阴道流血、流液及时就诊。

(3) 食物除保证高蛋白、高维生素、含铁丰富的营养成分外,还需要注意动物蛋白与植物蛋白、荤菜与素菜合理搭配。

(4) 定期监测病人的血红蛋白、血清蛋白、血浆运铁蛋白量及淋巴细胞数,以观察治疗效果。

(5) 安慰体贴病人,与病人谈心,设法了解病人的心理状况,有针对性地进行卫生常识宣教,如讲解疾病发生的原因、目前发病所处的阶段以及医疗护理措施。

【思考题】

(1) 如何指导孕妇自数胎动?

(2) 简述胎心音的正常范围及异常情况出现的原因、处理原则。

第三节 胎儿窘迫及新生儿窒息的护理

【见习要求】

通过临床见习,加深对本节理论知识的理解,了解胎儿窘迫及新生儿窒息的临床表现及诊断,掌握对胎儿窘迫及新生儿窒息的护理要点和措施。

【见习内容】

胎儿窘迫及新生儿窒息的护理。

【见习方法】

临床见习。教师指导或讲解胎儿窘迫及新生儿窒息的主要表现及护理要点,带领学生接触孕妇及新生儿,提出应该做好哪些预防护理,教师给予点评。

一、病史收集的内容及要点

(一) 病史

了解孕妇的年龄、生育史,内科疾病史如高血压、慢性肾炎、心脏病等,本次妊娠经过,分娩经过:如产程延长、催产素使用不当。了解胎儿有无畸形、胎盘功能的情况。

(二) 身体状况

胎儿窘迫时,孕妇自感胎动次数增加或减少、消失。窘迫的早期可表现为胎动过频,>20 次/24 小时,如缺氧未及时纠正或加重则胎动转弱且次数减少,进而消失。胎儿轻微或慢性缺氧时,胎心率>160 次/分,如长时间或严重缺氧,则会使胎心率减慢,若胎心率<100 次/分提示胎儿危险。胎儿窘迫时主要评估羊水量和性状。

(三) 心理状况

孕产妇夫妇因为胎儿的生命遭遇危险而产生焦虑,对需要手术结束分娩产生犹豫、无助感，对于胎儿不幸死亡的孕产夫妇，情感上受到强烈的创伤，通常会经历否认、愤怒、抑郁、接受的过程。

辅助检查：胎盘功能检查、胎心监测、胎儿头皮血血气分析。

二、胎儿窘迫及护理

（一）胎儿窘迫

胎儿窘迫是指胎儿在宫内有缺氧征象，危及胎儿健康和生命者。胎儿窘迫主要表现为胎心音改变、胎动异常及羊水胎粪污染或羊水过少，严重者胎动消失。根据其临床表现，可以分为急性胎儿窘迫和慢性胎儿窘迫。急性胎儿窘迫多发生在分娩期，主要表现为胎心率加快或减慢，CST 或者 OCT 出现频繁的晚期减速或变异减速；羊水胎粪污染和胎儿头皮 pH 下降，出现酸中毒。羊水胎粪污染可分为 3 度：Ⅰ度为浅绿色，Ⅱ度为黄绿色并浑浊，Ⅲ度为棕黄色，稠厚。慢性胎儿窘迫多发生在妊娠末期，往往延续至临产并加重，主要表现为胎动减少或消失，NST 基线平直，胎儿发育受限，胎盘功能减退，羊水胎粪污染等。

（二）护理措施

（1）孕妇左侧卧位，间断吸氧。严密监测胎心变化，一般每 15 分钟听 1 次胎心或进行胎心监护，注意胎心变化情况。

（2）为手术者做好术前准备，如宫口开全、胎先露部已达坐骨棘平面＋3cm 者应尽快助产经阴道娩出胎儿。

（3）做好新生儿抢救和复苏的准备。

（4）心理护理

1）向孕产妇及其家属提供相关信息，包括医疗措施的目的、操作过程、预期结果及孕产妇需做的配合，将真实情况告之孕妇及丈夫，有助于减轻焦虑，也可帮助他们面对现实，必要时陪伴他们，对他们的疑虑给予适当的解释。

2）对于胎儿不幸死亡的父母亲，护理人员可安排一个远离其他婴儿和产妇的单人房间，陪伴他们或安排家人陪伴他们，勿让他们独处，鼓励他们诉说悲伤，接纳其哭泣及抑郁的情绪，陪伴在旁提供支持及关怀。

三、新生儿窒息及护理

（一）新生儿 Apgar 评分

新生儿窒息根据程度分为轻度窒息和重度窒息，以 Apgar 评分为其指标，出生后 5 分钟 Apgar 评分对估计预后很有意义。

1. 轻度（青紫）窒息　Apgar 评分 4～7 分，新生儿面部与全身皮肤呈青紫色；呼吸表浅或不规律；心跳规则且有力，心率减慢（80～120 次/分钟）；对外界刺激有反应；喉反射存在；肌张力好；四肢稍屈。如果抢救治疗不及时，可转为重度窒息。

2. 重度（苍白）窒息　Apgar 评分 0～3 分，新生儿皮肤苍白；口唇暗紫；无呼吸或仅有喘息样微弱呼吸；心跳不规则；心率＜80 次/分钟且弱；对外界刺激无反应，喉反射消失；肌张力松弛。如果不及时抢救可致死亡。

（二）配合医生按 ABCDE 程序进行复苏

1. 清理呼吸道　胎头娩出后用挤压法清除口鼻部黏液及羊水，胎儿娩出断脐后，继续用吸痰管或导尿管吸出新生儿咽部黏液和羊水，也可用气管插管吸取，动作轻柔，避免负压过大而损伤气道黏膜。

2. 建立呼吸　确认呼吸道通畅后进行人工呼吸，同时氧气吸入，人工呼吸方法：

（1）托背法：新生儿平卧，用一手托稳新生儿背部，徐徐抬起，使胸部向上挺，脊柱极度伸展，然后慢慢放平，每5～10秒钟重复1次。

（2）口对口人工呼吸：将纱布置于新生儿口鼻上，一手托起新生儿颈部，另一手轻压上腹部以防气体进入胃内，然后对准新生儿口鼻部轻轻吹气。

（3）人工呼吸器：给予持续正压呼吸或间歇正压呼吸为宜。

3. 维持正常循环　可行体外胸廓按压：使新生儿仰卧，用食中指有节奏地按压胸骨中段，每分钟按压100次，按压深度为胸廓按下1～2cm，每次按压后随即放松，按压时间与放松时间大致相等。

4. 药物治疗　建立有效静脉通道，保证药物应用。

5. 评价　复苏过程中要随时评价患儿情况，以确定进一步采取的抢救方法。

（三）保暖

新生儿出生后应立即擦干体表的羊水及血迹，减少散热，应注意保暖，在30～32℃的抢救床上进行抢救，因为在适宜的温度中新生儿的新陈代谢及耗氧最低，有利于患儿复苏。

（四）氧气吸入

在人工呼吸的同时给予氧气吸入。

1. 鼻内插管给氧　流量＜2L/分钟，5～10个气泡/秒，避免气胸发生。

2. 气管插管加压给氧　一般维持呼吸30次/分钟，加压的压力不可过大，待新生儿皮肤逐渐转红，建立自主呼吸后拔出气管内插管，给予一般吸氧。

3. 复苏后护理　复苏后还需要加强新生儿护理，保证呼吸道通畅，密切观察面色、呼吸、心率、体温，预防感染，做好重症记录。

四、病　　例

杨某，经产妇，孕39周，阴道流液10小时，腹痛3小时，胎心60～100次/分，宫缩40～50″/2～3′，宫口开大6cm，先露＋1，胎监CST反应型，B超提示：脐带绕颈1周。给予吸氧，持续胎心监护，基线显示100次/分，2～3分钟后变为极不规则状，70～180次/分，以慢为主。宫缩时产妇屏气用力，先露达＋2，徒手扩张宫颈，准备接生，22:08胎儿娩出，后羊水Ⅲ度污染，脐带绕颈1周，新生儿Apgar评分1分评5分，5分评10分，10分评10分。综合以上资料，为该孕妇确定主要的护理诊断或合作性问题，并制定相应的护理措施。

【护理诊断/问题】

1. 有受伤的危险　与新生儿缺氧有关。

2. 焦虑　与新生儿窒息有关。

3. 有感染的危险　与羊水Ⅲ度污染有关。

4. 疼痛　与产时宫缩有关。

【护理措施】

(1) 检查胎先露位置或行阴道检查有无隐性脐带脱垂或脐带先露，如有，应立即通知医师在数分钟结束分娩。

(2) 密切观察产程进展；密切监测胎心、胎动和宫缩情况；指导产妇，让其尽量放松、调整好心态，试产过程中要听从和配合医护人员指挥。

(3) 安慰并开导孕妇，告知家属产程进展并让其给予支持。

(4) 及时对新生儿进行抢救。

(5) 积极治疗原发病，纠正胎儿窘迫。

(6) 遵医嘱给予抗生素治疗，预防感染。

【思考题】

新生儿 Apgar 评分标准是什么？

(吴瑜瑜　蔡文智)

第六章　妊娠期并发症妇女的护理

第一节　流　　产

【见习要求】

(1) 通过临床见习，加深对本节理论知识的理解，了解流产发生的原因。

(2) 熟悉流产的临床表现及诊断。

(3) 掌握对流产妇女的护理要点和措施。

【见习内容】

流产。

【见习方法】

临床见习。教师指导或讲解流产病人病史收集的内容及要点；带领学生接触患者，收集病史；指导学生应用护理程序的方法，以讨论的方式进行护理评估、诊断，列出护理措施，教师点评。

一、流产病人病史收集的内容及要点

(一) 健康史/致病因素

应详细询问患者停经史、早孕反应情况、本次发病的时间、既往孕产史，对于既往病史，应全面了解孕妇在妊娠期间有无全身性疾病、生殖器官疾病、内分泌功能失调及有无接触有害物质等，以识别发生流产的诱因。

(二) 身体状况

1. 症状　阴道流血和腹痛是流产的主要症状，应询问阴道出血的量，是否为持续出血，出血的颜色，是否伴有疼痛，疼痛的部位、性质及其程度。此外，还应了解阴道有无水样排液，排液的色、量，有无臭味，以及有无妊娠产物排出等。

2. 体征　全面评估病人的生命体征，尤其应注意病人贫血及感染的征象。观察全身状况，测量体温、脉搏、呼吸、血压，评估病人有无面色苍白、脉搏细速、血压下降等休克症状，通过妇科检查，了解不同类型的流产孕妇的子宫、宫颈状况。

(三) 心理评估

评估孕妇的心理状况，有无出现焦虑和恐惧。孕妇面对阴道流血往往会不知所措，甚至将其过度严重化，同时胎儿的健康也直接影响孕妇的情绪反应，孕妇可能会表现为伤心、郁闷、烦躁不安等。

(四) 辅助检查评估

1. B超显像　对鉴别诊断与确定流产类型有实际价值。对疑为先兆流产者，可根据妊娠囊的形态、有无胎心反射及胎动，确定胚胎或胎儿是否存活，以指导正确的治疗方法，不全流产及稽留流产等均可借助B超加以确定。

2. 妊娠试验　可用免疫学方法，临床多用试纸法，对诊断有意义，为进一步了解流产的

预后,多选用放射免疫法或酶联免疫吸附试验进行 HCG 的定量测定。

二、病　　例

黄某,女,28 岁,停经 21 周,阴道流血 1 天,体温 36.8℃,呼吸 18 次/分,脉搏 78 次/分,血压 95/56mmHg;腹隆起如孕周,未及敏感宫缩,阴道内少许暗红色分泌物,宫颈口闭,子宫增大如孕 5 个月;B 超提示:宫内单活胎,胎儿颅骨环完整,双顶径 50mm,股骨长 33mm,脊柱连续性好,胎盘位于子宫后壁,羊水最大平段 57mm。初步诊断:晚期先兆流产。综合以上资料,为该患者确定主要的护理诊断或合作性问题,并制定相应的护理措施。

【护理诊断】

1. 有胎儿受伤的危险　与保胎无效,由先兆流产发展为难免流产有关。

2. 焦虑　与担心胎儿健康等因素有关。

3. 自理能力缺陷　与长期卧床有关。

4. 知识缺乏　与缺乏流产相关知识有关。

5. 有感染的危险　与阴道流血有关。

【护理措施】

(1) 告诉病人应绝对卧床休息,避免因活动导致流产症状加重。

(2) 将呼叫器及日常生活用品放在病人伸手可及之处。

(3) 输液时加强巡视,每 30 分钟 1 次,及时发现病人之所需。

(4) 多吃粗纤维食物,防止便秘,以免腹压增加而加重流产症状,遵医嘱应用保胎药物。

(5) 保持心情舒畅,以免精神紧张加重病情,可教病人用看书报、听音乐、聊天等方法,以分散注意力,减少精神紧张。

(6) 经常到床旁耐心向病人解释病情,听取病人的诉说,并给予同情和支持,以消除其紧张心理。

(7) 与病人共同讨论治疗方案与护理措施,使病人做到心中有数,主动配合,树立信心。

(8) 监测病人体温、血象及阴道流血,分泌物性质、颜色、气味等,严格执行无菌操作规程,加强会阴护理。

【思考题】

(1) 流产的分类及表现是什么?

(2) 先兆流产患者的护理要点是什么?

第二节　异位妊娠

【见习要求】

(1) 通过临床见习,加深对本节理论知识的理解,了解异位妊娠发生的原因。

(2) 熟悉异位妊娠的临床表现及诊断。

(3) 掌握对异位妊娠妇女的护理要点和措施。

【见习内容】

异位妊娠。

【见习方法】

临床见习。教师指导或讲解异位妊娠病史收集的内容及要点；带领学生接触患者，收集病史；指导学生应用护理程序的方法，以讨论的方式进行护理评估、诊断，列出护理措施，教师点评。

一、异位妊娠病史收集的内容及要点

(一) 病史

评估月经史，准确推断停经时间，勿将不规则阴道流血误认为末次月经，或由于月经仅过期几天，误认为是痛经。对不孕、放置宫内节育器、绝育术、输卵管复通术、盆腔炎等与发病相关的高危因素予以高度重视。

(二) 身体状况

输卵管妊娠未发生流产或破裂前，症状及体征不明显，当患者腹腔内出血较多时呈贫血貌，严重者可出现面色苍白，四肢湿冷，脉快、弱、细，血压下降等休克症状。体温一般正常，出现休克时体温略低，腹腔内血液吸收时体温略升高，但不超过38℃。下腹有明显压痛、反跳痛，尤以患侧为重，肌紧张不明显，叩诊有移动性浊音，血凝后下腹可触及包块。

(三) 心理状况

由于输卵管流产后或破裂后，腹腔内急性大量出血及剧烈疼痛，以及妊娠终止的现实都将使孕妇出现激烈的情绪反应，可表现出哭泣如自责、无助、抑郁和恐惧等行为。

(四) 辅助检查

1. B 超检查　B 超检查已经成为诊断异位妊娠的重要方法之一，如结合临床表现及 β-HCG测定等，对诊断的帮助很大。

2. 妊娠试验　放射免疫法测血中 HCG，尤其是 β-HCG 阳性有助诊断。

3. 腹腔穿刺　腹腔穿刺包括经阴道后穹隆穿刺和经腹穿刺，如叩诊有移动性浊音，需腹腔穿刺。

4. 腹腔镜检查　输卵管妊娠尚未流产或破裂的早期患者和诊断有困难的患者可做腹腔镜检查，腹腔内大量出血或伴有休克者，禁做腹腔镜检查。

5. 子宫内膜病理检查　诊刮仅适用于阴道流血量较多的患者，目的在于排除宫内妊娠流产，将宫腔排出物或刮出物做病理检查，切片中见到绒毛者，可诊断为宫内妊娠，仅见蜕膜未见绒毛者有助于诊断异位妊娠。

二、病　　例

陈某，女，23 岁，停经 50 天，阴道流血 6 天，下腹隐痛 1 天；体温 37.4℃，呼吸 18 次/分，脉搏 82 次/分，血压 105/70mmHg；面色稍苍白，痛苦面容，腹软，无明显下腹压痛及反跳痛，阴道通畅，宫颈举痛(—)，摆痛(±)，后穹隆触痛，子宫前位，稍大，活动可，无压痛；左侧附件区轻压痛，右侧附件未触及明显异常；血 Hb 100g/L，尿 HCG(+)，血 β-HCG 2912.68U/L；B 超提示：左侧输卵管增粗，子宫直肠窝液性暗区厚 8mm。综合以上资料，为该患者确定主要的护理诊断或合作性问题，并制定相应的护理措施。

【护理诊断】

1. 潜在并发症 出血性休克。

2. 恐惧 与腹痛，担心生命危险有关。

3. 自理能力缺陷 与疼痛，卧床休息有关。

4. 疼痛 与异位妊娠有关。

【护理措施】

(1) 绝对卧床休息，取平卧位。

(2) 避免随意搬动病人及按压病人下腹部。

(3) 严密观察病人有无突然腹痛、阴道流血、便意、肛门坠胀感等症状。

(4) 严密观察血压，脉搏变化，每小时测量1次。

(5) 注意病人神志，表情的变化，观察有无休克的早期症状，做好术前准备。

(6) 严禁在腹痛时使用镇痛剂，以免掩盖病情而延误治疗。

(7) 向病人介绍病房周围环境、有关制度、主管医师、护士，使其尽快消除陌生感。

(8) 对病史提供不确切的病人应使其消除害羞、恐惧心理，启发其提供真实病史，如婚否，性生活史，生育史等。

(9) 术前向病人及家属讲明手术的必要性，减少和消除病人的紧张、恐惧心理，协助病人接受手术治疗方案。

【思考题】

(1) 异位妊娠的处理原则是什么？

(2) 失血性休克的抢救护理是什么？

第三节　早　　产

【见习要求】

(1) 通过临床见习，加深对本节理论知识的理解，了解早产发生的原因。

(2) 熟悉早产的临床表现及诊断。

(3) 掌握对早产妇女的护理要点和措施。

【见习内容】

早产。

【见习方法】

临床见习。教师指导或讲解早产病史收集内容及要点；带领学生接触患者，收集病史；指导学生应用护理程序的方法，以讨论方式进行护理评估、诊断，列出护理措施，教师点评。

一、早产病史收集的内容及要点

(一) 病史

详细评估可导致早产的高危因素，如孕妇既往有流产、早产或本次妊娠期有阴道流血史，则发生早产的可能性大，应详细询问并记录病人既往出现的症状及接受治疗的情况。

(二) 身心状况

妊娠晚期者，子宫收缩规律(20分钟＞4次)，伴宫颈管消退≥75％及进行性宫口扩张

2cm 以上时，可诊断为早产，早产不可避免时，孕妇会出现恐惧、焦虑、猜疑等情绪反应。

（三）诊断检查

通过全身检查及产科检查，结合阴道分泌物的生化指标检测，核实孕周，评估胎儿成熟度、胎方位等，观察产程进展，确定早产的进程。

二、病　　例

胡某，女性，24 岁，停经 33 周，下腹痛 2 小时；体温 37℃，呼吸 18 次/分，脉搏 86 次/分，血压 138/80mmHg；宫缩 25～30″/10～15′，宫高 32cm，腹围 91cm，胎心音 140 次/分，先头露，已衔接，宫颈管消退 80%，宫口未开，NST 评 8 分，硫酸镁静滴保胎治疗。综合以上资料，为该患者确定主要的护理诊断或合作性问题，并制定相应的护理措施。

【护理诊断】

1. 有新生儿受伤的危险　与早产儿有关。

2. 焦虑　与担心胎儿早产有关。

3. 有药物中毒的危险　与硫酸镁的使用有关。

4. 知识缺乏　与缺乏早产的相关知识有关。

5. 疼痛　与子宫收缩有关。

【护理措施】

(1) 给予安慰，用健康乐观的语言和心态去影响和开导孕妇。

(2) 饮食应高热量高蛋白清淡易消化，多吃新鲜的蔬菜和水果，少食多餐，保持大便通畅，预防便秘。

(3) 左侧卧位为宜，以减少宫缩，增加子宫血液循环量，改善胎儿供氧，避免诱发宫缩的活动。

(4) 每日行胎心监护，教会病人自数胎动，有异常及时报告。

(5) 遵医嘱给孕妇糖皮质激素如地塞米松等，促进胎肺成熟，避免发生新生儿呼吸窘迫综合征。

(6) 注意观察硫酸镁的毒性反应。

(7) 减少和消除孕妇的紧张、恐惧心理，协助病人接受治疗方案。

【思考题】

(1) 早产症状孕妇的基本护理原则是什么？

(2) 安宝使用的注意事项是什么？

(3) 硫酸镁使用的观察指征是什么？

第四节　妊娠高血压综合征

【见习要求】

(1) 通过临床见习，加深对本节理论知识的理解，了解妊娠高血压综合征发生的原因。

(2) 熟悉妊娠高血压综合征的临床表现及诊断。

(3) 掌握对妊娠高血压综合征妇女的护理要点。

【见习内容】

妊娠高血压综合征。

【见习方法】

临床见习。教师指导或讲解妊娠高血压综合征病史收集的内容及要点；带领学生接触患者，收集病史；指导学生应用护理程序的方法，以讨论的方式进行护理评估、诊断，列出护理措施，教师点评。

一、妊娠高血压综合征病史收集的内容及要点

(一) 病史

详细询问患者于孕前及妊娠 20 周前有无高血压、蛋白尿和水肿及抽搐等征象，既往病史中有无原发性高血压、慢性肾炎及糖尿病等，有无家族史，此次妊娠过程，出现异常现象的时间及治疗经过。

(二) 身体状况

除评估患者一般健康状况外，护士需要重点评估患者的血压、蛋白尿、水肿、自觉症状以及抽搐、昏迷等情况。在评估过程中应注意：

(1) 测血压有升高者，需休息 1 小时后再测，方能正确反映血压情况。

(2) 取 24 小时尿进行尿蛋白检测，24 小时尿蛋白定量≥0.5g 者为异常。

(3) 水肿轻重不一定反映病情的严重程度，但是水肿不明显者，也有可能迅速发展为子痫，应引起重视。此外，还应注意水肿不明显，但体重一周内增加超过 0.5kg 的隐性水肿。

(4) 孕妇出现头痛、眼花、胸闷、恶心、呕吐等自觉症状时提示病情的进一步发展，即进入先兆子痫的阶段。

(5) 子痫是妊娠期高血压疾病严重的阶段，是妊娠期高血压疾病所致母儿死亡的最主要原因。

(三) 心理状况

妊高征孕妇的心理状态与病情的严重程度密切相关。轻度妊高征孕妇由于身体上未感明显不适，心理上往往容易忽略，不予重视。随着病情的发展，当血压明显升高，出现自觉症状时，孕妇紧张、焦虑、恐惧的心理也会随之加重。此外，孕妇的心理状态还与孕妇对疾病的认识以及其支持系统的认知和帮助有关。

(四) 诊断检查

根据血压、尿蛋白定量、血液检查确定病情严重程度，其他如肝肾功能测定、眼底检查等。

二、病　　例

李某，27 岁，初产妇，妊娠 36 周，头痛，视物模糊，血压升高，双下肢水肿 1 个月；血压 165/110mmHg，心率 76 次/分，宫高 30cm，腹围 95cm，头先露，右枕前，胎心音 148 次/分，无宫缩；双下肢水肿(++)，尿蛋白(++)；血 WBC 10.0×10^9/L，Hb 100g/L；B 超提示：宫内单活胎，妊娠 35 周。综合以上资料，为该孕妇确定主要的护理诊断或合作性问题，并制定相应的护理措施。

【护理诊断】

1. 有外伤的危险　与发生子痫昏迷状况有关。

2. 有药物中毒的危险　与使用硫酸镁有关。

3. 潜在并发症　与可能发生胎盘早期剥离等有关。

4. 体液过多　与下腔静脉受增大子宫压迫使血液回流受阻或营养不良性低蛋白血症有关。

5. 知识缺乏　与缺乏妊高症的相关知识有关。

【护理措施】

(1) 嘱病人尽量卧床休息，减少活动，体位姿势改变应缓慢，避免突然改变体位姿势而致头晕跌倒。

(2) 向病人详细介绍病室及周围环境，以及如何使用呼叫系统，将病人的常用物品置于伸手可及之处。

(3) 病人离床活动，如上厕所、外出做检查时应有人陪伴，并给以搀扶或轮椅推送。

(4) 督促、协助病人按时服用镇静、降压、解痉药，并注意观察用药后效果。

(5) 必要遵医嘱嘱病人左侧卧位，吸氧每天 2 次，每次 0.5 小时，预防胎儿窘迫；听胎心音每日 4 次，教会病人自测胎动每天 3 次，每次 1 小时。进行胎心监护、B 超监测胎儿宫内情况。

(6) 督促、协助病人按时服用镇静、降压、解痉药，并注意观察用药后的效果，静脉滴注硫酸镁时应加强巡视，严格掌握用量及滴速，以 1～2g/h 为佳，累计用量 24 小时不超过 20g。用药前及用药过程中均应注意以下事项：①定时检查膝反射且必须存在；②呼吸不少于 16 次/分；③尿量不少于 25ml/小时；④在应用硫酸镁治疗时须预备钙剂作为解毒剂，如出现镁中毒时，立即静脉注射 10％葡萄糖酸钙 10ml。

(7) 为防受伤，必须专人护理，床边加护栏，取下活动义齿，备好急救用物，如压舌板、开口器、吸痰器、气管切开包、氧气等。

(8) 加强胎儿监护，持续低流量吸氧，注意观察有无阴道流血及宫底上升、腹痛等出现。

(9) 做好术前准备。

【思考题】

(1) 叙述子痫发作抢救时的护理措施。

(2) 使用硫酸镁的注意事项是什么？

第五节　前置胎盘

【见习要求】

(1) 通过临床见习，加深对本节理论知识的理解，了解前置胎盘发生的原因。

(2) 熟悉前置胎盘的临床表现及诊断。

(3) 掌握对前置胎盘妇女的护理要点和措施。

【见习内容】

前置胎盘妇女的护理。

【见习方法】

临床见习。教师指导或讲解前置胎盘病史收集的内容及要点；带领学生接触患者，收集病史；指导学生应用护理程序的方法，以讨论的方式进行护理评估、诊断，列出护理措施，教师点评。

一、前置胎盘患者病史收集的内容及要点

（一）健康史/致病因素

（1）询问既往健康状况、月经史和孕产史，了解有无刮宫、多孕多产、子宫内膜炎等致病因素。

（2）了解本次妊娠的经过，有无出血的诱因，如外伤史等。

（二）身体评估

妊娠晚期或临产后有无无诱因、无痛性、反复阴道流血，有无并发贫血、休克和感染。

1. 症状

（1）阴道流血情况：了解阴道出血前有无诱因，首次出血的时间、出血量、颜色及次数，有无头晕、乏力，贫血与休克程度是否与阴道出血量呈正比；评估前置胎盘类型与出血的关系：完全性前置胎盘初次出血早，约在妊娠28周左右，出血量多，病情重；边缘性前置胎盘，出血多发生在妊娠37～40周或临产后，出血量较少；部分性前置胎盘出血情况介于二者之间。

（2）询问有无腹痛，胎动是否正常。

2. 体征

（1）测量生命体征，观察神志、面色，评估有无贫血和休克。

（2）产科检查：腹部检查，了解腹部的软硬程度，有无压痛，测量宫高、腹围、子宫大小与停经周数是否相符；检查胎位情况，先露高浮，易并发胎位异常；检查胎心音情况，反复或大量出血可导致胎儿宫内缺氧，胎心音异常或消失。

（3）阴道检查：可能诱发出血，须在做好输液、输血及手术准备的情况下方可进行，怀疑前置胎盘者禁止肛查。

（三）心理社会状况

评估孕妇和家属的心理状况，因突然阴道流血，担心母亲、胎儿安危而出现的紧张、焦虑和恐惧心理。

（四）辅助检查

1. B超检查（阴道/腹部B超检查） B超检查是确诊前置胎盘安全而有效的重要方法，可清楚显示胎盘边缘与宫颈内口的关系，可以看到胎先露、胎盘和宫颈的位置，并能准确分类。

2. 产后检查胎盘及胎膜 胎盘前置部分的母体面可见黑紫色陈旧性血块。

3. 附着 若胎膜破口距胎盘边缘＜7cm，则为部分性前置胎盘。

二、病 例

陈某，27岁，停经28周，无痛性阴道流血1天；血压120/75mmHg，脉搏84次/分，胎心音140次/分；下肢水肿（－），尿蛋白（－），血红蛋白82g/L；B超检查：胎盘附着于子宫右后壁延伸至前壁覆盖宫颈内口，提示前置胎盘；孕妇接受期待疗法治疗。综合以上资料，为该孕妇确定主要的护理诊断或合作性问题，并制定相应的护理措施。

【护理诊断】

1. 组织灌注量不足　与阴道大量流血有关。

2. 有感染的危险　与前置胎盘剥离面靠近子宫颈口，细菌易经阴道上行感染有关。

3. 贫血　与前置胎盘出血有关。

4. 焦虑和恐惧　与突然阴道流血，担心母儿安危有关。

5. 潜在并发症　出血性休克。

【护理措施】

1. 休息　孕妇需绝对卧床休息，尤以左侧卧位为佳，并定时间断吸氧，每日 2 次，每次 0.5 小时。

2. 减少刺激　稳定孕妇情绪，避免各种刺激，保持环境安静，光线柔和，温度 25℃，以减少出血机会。

3. 严密监测及时发现病情变化　严密观察并记录孕妇生命体征，阴道流血的量、颜色、流血时间及一般状况，监测胎心、胎动情况，按医嘱及时完成实验室检查项目，查血型，交叉配血备用，发现异常及时报告医师并配合处理。

4. 严格遵照医嘱　遵医嘱口服硫酸亚铁、输血等措施，同时做好注意事项的宣教，协助取样，监测孕妇血色素值的变化。

5. 加强饮食营养指导　建议孕妇多食高蛋白，含铁丰富的食物，如动物肝、绿叶蔬菜以及豆类等。

6. 加强会阴部护理　使用消毒会阴垫，并及时更换，以保持会阴部清洁、干燥。

7. 监测基本状况　监测孕妇的体温、血象，观察阴道分泌物的性质、颜色、气味等，及时发现感染征象。

8. 减少腹压　嘱孕妇保持大便通畅，减少腹部用力的动作。医护人员进行腹部检查时动作要轻柔，禁做阴道检查及肛查。

【思考题】

(1) 前置胎盘的分类及临床表现是什么?

(2) 前置胎盘出血的护理原则是什么?

第六节　胎盘早期剥离

【见习要求】

(1) 通过临床见习，加深对本节理论知识的理解，了解胎盘早期剥离发生的原因。

(2) 熟悉胎盘早期剥离的临床表现及诊断。

(3) 掌握对胎盘早期剥离妇女的护理要点和措施。

【见习内容】

胎盘早期剥离。

【见习方法】

临床见习。教师指导或讲解胎盘早期剥离病史收集的内容及要点；带领学生接触患者，收集病史；指导学生应用护理程序的方法，以讨论的方式进行护理评估、诊断，列出护理措施，教师点评。

一、胎盘早期剥离病史收集的内容及要点

(一) 病史评估

1. 评估孕产史 孕妇在妊娠晚期或临产时突然发生腹部剧痛，有急性贫血或休克现象，应引起高度重视。

2. 评估是否有妊娠并发症及以往病史 结合有无妊娠期高血压疾病或高血压病史、胎盘早剥史、慢性肾炎史、仰卧位低血压综合征史以及外伤史等，进行全面评估。

(二) 身心状况

1. 症状 胎盘早剥分3度。Ⅰ度症状多不明显；Ⅱ度主要症状为突然发生持续性腹痛，腰酸或腰背痛，疼痛程度与胎盘积血量成正比，贫血程度与阴道出血量不相符；Ⅲ度临床表现比Ⅱ度严重，伴有恶心、呕吐、面色苍白，四肢冰冷，脉搏细数，血压下降等休克症状，休克程度与阴道流血量不成正比。

2. 体征 Ⅱ度胎盘早剥可见子宫底上升，子宫大于妊娠周数，胎盘附着处明显，宫缩有间歇，可扪及胎儿，胎儿存活；Ⅲ度胎盘早剥，子宫硬如板状，宫缩无间歇，胎位扪不清，胎心音消失。胎盘早剥孕妇发生内出血时，严重者常表现为急性贫血和休克症状，而无阴道流血或有少量阴道流血。因此对胎盘早剥孕妇除进行阴道流血的量、色评估外，应重点评估腹痛的程度、性质，孕妇的生命体征和一般情况，以便及时、正确地了解孕妇的身体状况。

3. 诊断检查

(1) B超检查：需注意的是检查结果阴性不能完全排除胎盘早剥。如产科检查：通过四步触诊判定胎方位、胎心情况、宫高变化、腹部压痛范围和程度等。

(2) 其他实验室检查。

二、病 例

郭某，女，24岁，停经36周，腹痛1天，加重1小时；精神差，面色苍白，体温36.8℃，呼吸18次/分，脉搏120次/分，血压160/110mmHg；宫高35cm，腹围93cm，头先露，已衔接，子宫张力高，胎心音消失，阴道少量流血，宫口未开，胎膜未触及；血常规：WBC 17.9×10^{9}/L，Hb 45g/L，RBC 1.4×10^{12}/L，PLT 110×10^{9}/L；尿常规(－)；B超提示：宫内死胎34周，胎盘附着子宫后壁，胎盘后血肿。根据病史、症状、体征及产科检查情况，血常规及B超检查结果，综合以上资料，为该孕妇确定主要的护理诊断或合作性问题，并制定相应的护理措施。

【护理诊断】

1. 潜在并发症 出血性休克、弥散性血管内凝血。

2. 焦虑 与胎盘早剥起病急、进展快，危及母儿生命有关。

3. 预感性悲哀 与死产、切除子宫有关。

4. 疼痛 与胎盘早剥有关。

【护理措施】

(1) 严密观察血压、脉搏、面色、阴道出血、腹痛情况。

(2) 迅速开放静脉通道，积极补充血容量及凝血因子，纠正休克。

(3) 完善术前准备，给予孕妇及家属心理支持。

(4) 严密观察病情变化，及时发现并发症。

【思考题】

(1) 胎盘早剥的诱发因素及处理原则是什么？

(2) DIC 的分类、临床表现及护理原则是什么？

第七节　双胎妊娠

【见习要求】

(1) 通过临床见习，加深对本节理论知识的理解，了解双胎妊娠发生的原因。

(2) 熟悉双胎妊娠的临床表现及诊断。

(3) 掌握对双胎妊娠妇女的护理要点和措施。

【见习内容】

双胎妊娠。

【见习方法】

临床见习。教师指导或讲解双胎妊娠病史收集的内容及要点；带领学生接触患者，收集病史；指导学生应用护理程序的方法，以讨论的方式进行护理评估、诊断，列出护理措施，教师点评。

一、双胎妊娠病史收集的内容及要点

1. 病史　询问家族中有无多胎史、孕妇的年龄、胎次，孕前是否使用促排卵药。

2. 身体评估　评估孕妇的早孕反应程度、呼吸情况以及下肢浮肿、静脉曲张程度，孕妇经常主诉感到多处胎动而非某一固定部位。

3. 诊断检查　产前检查，如出现子宫比孕周大，羊水量较多；孕晚期触及多个小肢体和两个胎头，胎头较小，与子宫大小不成比例；在不同部位听到两个频率不同的胎心；孕中晚期体重增加过快，不能用水肿及肥胖进行解释者；B 超检查可早期诊断双胎妊娠，其诊断率几乎达 100%。

二、病　　例

杨某，女，30 岁，G_2P_1，孕 35 周，阴道见红 1 小时；体温 36.4℃，脉搏 100 次/分，呼吸 20 次/分，血压 135/88mmHg，双下肢水肿(＋)；腹部膨隆，胎方位：ROA/LOA，先露：头/头，胎心音 130 次/分，140 次/分；宫口开 1cm，先露 S-5，胎膜未破膜；B 超提示：双胎妊娠，胎儿头位，双顶径 8.7cm、8.2cm、双胎儿胎心音，胎盘附着于子宫底部，羊水指数 8.0cm。综合以上资料，为该孕妇确定主要的护理诊断或合作性问题，并制定相应的护理措施。

【护理诊断】

1. 有受伤的危险　与双胎妊娠引起早产有关。

2. 潜在并发症　早产、胎盘早剥。

3. 有胎儿畸形的危险　与双胎妊娠有关。

4. 体液过多 与下肢水肿有关。

【护理措施】

(1) 增加胎心监护次数。

(2) B超检测胎儿发育情况。

(3) 卧床休息,取左侧卧位,以增加子宫,胎盘的血供。

(4) 积极保胎治疗,减少早产的机会。

(5) 加强营养,尤其是注意补充铁、钙、叶酸等,满足妊娠需要。

(6) 多吃水果蔬菜,保持大便通畅。

(7) 加强病情观察,及时发现并处理并发症。

(8) 抬高下肢,减轻下肢水肿。

【思考题】

(1) 双胎妊娠易并发哪些并发症及并发症?

(2) 双胎妊娠如何预防产后出血?

第八节　羊水量异常:羊水过多

【见习要求】

(1) 通过临床见习,加深对本节理论知识的理解,了解羊水过多发生的原因。

(2) 熟悉羊水过多的临床表现及诊断。

(3) 掌握对羊水过多妇女的护理要点和措施。

【见习内容】

羊水过多。

【见习方法】

临床见习。教师讲解羊水过多病史收集的内容及要点;带领学生接触患者,收集病史;指导学生应用护理程序,以讨论的方式进行护理评估、诊断,列出护理措施,教师点评。

一、羊水过多病史收集的内容及要点

(一) 病史

详细询问病史,了解孕妇年龄、有无妊娠并发症、有无先天性畸形、家族史及生育史。

(二) 身心状况

测量孕妇腹围、宫高、体重,了解孕妇有无因羊水过多引发的症状,例如呼吸困难、腹痛等不适。评估孕妇及家属是否因担心胎儿可能有某种畸形,而感到紧张、焦虑不安,甚至产生恐惧心理。

(三) 诊断检查

B超显示最大羊水暗区垂直深度>7cm 即可考虑羊水过多,羊水指数>18cm 即为羊水过多;神经管缺陷胎儿的检测及羊膜囊造影。

二、病　　例

徐某，女，26岁，停经27周，羊水过多1个月，下腹胀痛5天；体温37℃，呼吸18次/分，脉搏86次/分，血压118/68mmHg；宫高30.0cm，腰围103cm，大于同期妊娠周数，腹壁皮肤发亮，变薄，胎心音遥远145次/分；B超提示：羊水过多，羊水指数22.0cm，胎儿无明显畸形。综合以上资料，为该孕妇确定主要的护理诊断或合作性问题，并制定相应的护理措施。

【护理诊断】

1. 疼痛　与子宫增大有关。

2. 舒适的改变　与子宫增大有关。

3. 有胎儿受伤的危险　与羊水过多容易发生胎膜早破有关。

4. 焦虑　与缺乏相关知识有关。

【护理措施】

(1) 嘱孕妇多卧床休息，采取左侧卧位，给予吸氧每天2次，每次0.5小时，以改善胎儿缺氧状况。

(2) 嘱孕妇勿食过咸食物，多食水果、蔬菜，保持大便通畅，以防用力排便时致胎膜破裂。

(3) 如发生自然破膜，应立即平卧，抬高臀部，以防脐带脱垂。

(4) 密切观察胎心音变化情况，教会病人自计胎动，如发现异常，及时通知医师。

(5) 勿刺激乳头及腹部，以防诱发宫缩而导致早产，如有早产先兆，应立即通知医师，遵医嘱给予保胎治疗 。

(6) 减少和消除病人的紧张、恐惧心理，协助病人接受治疗方案。

(7) 促胎肺成熟。

【思考题】

(1) 羊水过多的诊断标准及护理原则是什么？

(2) 羊膜囊穿刺放羊水时的注意事项有哪些？

第九节　羊水量异常：羊水过少

【见习要求】

(1) 通过临床见习，加深对本节理论知识理解，了解羊水过少发生原因。

(2) 熟悉羊水过少临床表现及诊断。

(3) 掌握对羊水过少妇女的护理要点和措施。

【见习内容】

羊水过少。

【见习方法】

临床见习。教师指导或讲解羊水过少病史收集的内容及要点；带领学生接触患者，收集病史；指导学生应用护理程序，以讨论的方式进行护理评估、诊断，列出护理措施，教师点评。

一、羊水过少病史收集的内容及要点

（一）病史

详细询问病史，了解孕妇月经生育史、用药史、有无妊娠并发症、有无先天畸形家族史等，同时了解孕妇感觉到的胎动情况。

（二）身心状况

测量孕妇宫高、腹围、体重，了解孕妇子宫的敏感度，以及胎动情况，评估孕妇及家属是否因担心胎儿可能有畸形而感到紧张无措、焦虑不安。

（三）诊断检查

产科检查是否有出现胎心监护晚期减速图形，B 超检查最大羊水暗区垂直深度≤2cm 考虑为羊水过少，少于 1cm 为严重羊水过少；若用羊水指数法，则少于 8.0cm 为诊断羊水过少的临界值，少于 5.0cm 为诊断的绝对值，若羊水量少于 300ml 即可诊断。

二、病　　例

韦某，22 岁，停经 38 周，发现羊水偏少 1 天；体温 37℃；呼吸 18 次/分，脉搏 86 次/分，血压 118/68mmHg；宫高 31cm，腹围 90cm，无宫缩，头先露，胎头已衔接，胎心音 145 次/分；宫口未开，宫颈消退 90%。B 超提示：宫内单活胎，胎盘成熟度Ⅱ级，羊水指数 66mm。综合以上资料，为该孕妇确定主要的护理诊断或合作性问题，并制定相应的护理措施。

【护理诊断】

1. 有胎儿受伤的危险　与羊水过少导致胎儿肢体粘连及宫内发育迟缓有关。

2. 恐惧　与担心胎儿畸形及担心难产有关。

3. 焦虑　与缺乏相关知识有关。

【护理措施】

（1）向孕妇及家属介绍羊水过少的可能原因，提供心理支持。

（2）指导孕妇休息时取左侧卧位，改善胎盘血液供应，教会孕妇自我监测宫内胎儿情况的方法及技巧，及时将监测结果报告主管医师。

（3）密切观察胎心变化，并做好记录，发现异常及时报告医师。

（4）观察生命体征，根据胎盘功能测定结果、胎动、胎心监测和宫缩的变化，及时发现并发症。

（5）按医嘱给予高流量氧气吸入。

（6）遵医嘱做好阴道助产或剖宫产的准备。术前向病人及家属讲明手术的必要性，减少和消除病人的紧张、恐惧心理，协助病人接受手术治疗方案。

【思考题】

羊水过少的诊断标准及护理原则是什么？

第十节　妊娠剧吐

【见习要求】

（1）通过临床见习，加深对本节理论知识的理解，了解妊娠剧吐发生原因。

(2) 熟悉妊娠剧吐临床表现及诊断。

(3) 掌握对妊娠剧吐妇女护理要点和措施。

【见习内容】

妊娠剧吐。

【见习方法】

临床见习。教师讲解妊娠剧吐病史收集内容及要点；带领学生接触患者，收集病史；指导学生应用护理程序方法，以讨论方式进行护理评估、诊断，列出护理措施，教师点评。

一、妊娠剧吐病史收集的内容及要点

(一) 身体状况评估

评估恶心呕吐的程度、次数及呕吐物的量、性质及其他特征；评估输入输出量；评估脱水症状和体征，胎心音和营养情况。

(二) 心理状况评估

评估孕妇心理状况、家庭成员的支持情况。

(三) 辅助检查评估

监测血红蛋白、血糖、电解质、血尿素氮、肝功能、尿中是否出现酮体等。

二、病　　例

黄某，29岁，停经71天，恶心呕吐1个月，加重1周；体温36℃，呼吸17次/分，脉搏84次/分，血压80/60mmHg；精神稍差，心率84次/分，偶闻心律不齐；腹部平坦，无压痛，宫口闭，子宫前位，孕2个月大小；血常规 WBC 11.0×10^9/L，Hb 150g/L；尿常规：尿酮体(++)；血生化：血钾3.2mol/L；心电图：窦性心律不齐；B超：宫内孕9周，内见原始胎心血管搏动。综合以上资料，为该孕妇确定主要的护理诊断或合作性问题，并制定相应的护理措施。

【护理诊断】

1. 舒适的改变　与恶心呕吐有关。

2. 体液不足　与呕吐有关。

3. 焦虑　与缺乏妊娠剧吐相关知识有关。

4. 自理缺陷　与恶心呕吐有关。

【护理措施】

(1) 提供良好住院环境，保持病室整洁、安静，空气新鲜，每天通风2次，每次30分钟。

(2) 向孕妇解释妊娠反应属生理现象，使其消除顾虑，安定情绪，树立信心，配合治疗。将呼叫器，日常用物放在病人伸手可及的地方，病人呼唤时护士要及时应答。

(3) 评估病人体液不足的程度，如皮肤弹性、尿量、精神状况、脉搏等。

(4) 呕吐好转后给予清淡、易消化、富含营养和适合口味的饮食，少量多餐，让家属送病人喜爱的食物。

(5) 呕吐严重时遵医嘱静脉补充能量，纠正电解质及酸中毒，必要时遵医嘱给予镇静、止吐药物。

(6) 观察输液情况，同时向病人告知输液目的及输液注意事项，以取得病人合作，保证输液安全、通畅。

(7) 评估病人的心理状态，做好心理护理，以解除患者思想顾虑，树立战胜疾病的信心。

【思考题】

(1) 妊娠剧吐孕妇的处理原则及护理要点是什么？

(2) 如何对妊娠剧吐的孕妇进行心理疏导？

（吴瑜瑜　蔡文智）

第七章　妊娠并发症妇女的护理

第一节　妊娠合并心脏病妇女的护理

【见习要求】

(1) 通过临床见习，加深对本节理论知识的理解，了解妊娠、分娩对于心脏病的影响。

(2) 熟悉妊娠合并心脏病的临床表现及诊断。

(3) 掌握妊娠合并心脏病妇女的护理要点。

【见习内容】

妊娠合并心脏病妇女的护理。

【见习方法】

临床见习。教师指导或讲解妊娠合并心脏病病史收集的内容及要点；带领学生接触患者，收集病史；指导学生应用护理程序，以讨论的方式进行护理评估、诊断，列出护理措施，教师点评。

一、妊娠合并心脏病病史收集的内容及要点

(一) 健康史/致病因素

1. 妊娠期间　除收集一般产科病史外，应注意收集与心脏病诊治有关的既往史，包括治疗经过及心功能状况等，评估可能增加心脏负荷和诱发心衰的潜在因素。

2. 分娩期间　各产程均存在诱发心衰的不利因素，此时孕产妇的主诉及临床表现是及时识别心衰先兆的重要依据之一。

3. 产褥期　产后3日内，注意观察产妇有无出现早期心力衰竭症状及体征。

(二) 身体评估

1. 心功能状况评价　结合孕妇的主诉，通过观察，主要评估与心脏病有关的症状和体征，评估孕妇的心功能状况。

2. 症状

(1) 右心衰以体静脉淤血为主，包括胃肠道症状(食欲不振、腹胀、恶心、便秘及上腹疼痛)；肾脏症状(白天尿少，夜尿增多，可有少量蛋白尿、少数透明或颗粒管型和红细胞，血尿素氮可升高)；肝区疼痛(肝淤血肿大，肝包膜被扩张，右上腹饱胀不适，肝区疼痛)；呼吸困难。

(2) 左心衰以呼吸困难为最常见和最突出的症状，常见端坐呼吸，夜间阵发性呼吸困难，急性肺水肿，此外还可出现咳嗽、咳痰、咯血、疲倦、头晕、心慌、少尿及肾功能损害等。

3. 体征

(1) 右心衰体征：单纯右心衰竭患者，可有右心室及(或)右心房肥大，可在胸骨下部左缘有收缩期强而有力的搏动；右室舒张期奔马律；肝颈静脉反流征阳性；淤血性肝大和压痛；水肿；胸水和腹水。

(2) 左心衰体征:交替脉;室性奔马律;肺部湿啰音等。

(三) 心理社会状况

随着妊娠的进展,心脏负担逐渐加重,孕妇及家属的心理负担较重,评估孕妇和家属的心理状况,评估有无因担心母儿安危而出现的紧张、焦虑和恐惧等心理。

(四) 辅助检查

1. 心电图检查 提示各种严重的心律失常。

2. X线检查、超声心动图检查

3. 胎心电子监护 监测胎心率及预测胎儿宫内储备能力。

二、病 例

张某,29岁,G_1P_0,孕35周,心慌、胸闷、气急1周,风湿病史10年;体温36.9℃,脉搏120次/分,呼吸20次/分,血压130/70mmHg;面色苍白,心率120次/分,心尖区可闻及Ⅱ级收缩期杂音,肺底部有湿性啰音,双下肢水肿(+);尿蛋白(-),宫高31cm,腹围92cm,胎心140次/分,该孕妇非常担心胎儿安危。综合以上资料,为该孕妇确定主要的护理诊断或合作性问题,并制定相应的护理措施。

【护理评估】

(1) 心脏病患者在妊娠32~34周,分娩期及产后3日内是发生心力衰竭最危险的时期;该孕妇有"风湿病"病史,现孕35周,1周来轻微活动即出现心慌、胸闷、气急症状,夜间端坐呼吸。

(2) 查体:面色苍白,端坐呼吸,心率120次/分,心尖搏动明显,心界增大,心尖区可闻及Ⅱ级收缩期杂音,双肺底部有湿性啰音,双下肢水肿(+)。

综合上述症状,体征以及风湿病史提示该孕妇为妊娠期风湿性心脏病,心力衰竭。

【护理诊断】

1. 活动无耐力 与妊娠合并心脏病心功能低下有关。

2. 焦虑 与担心胎儿及自身安危有关。

3. 知识缺乏 缺乏有关妊娠合并心脏病的自我护理保健知识。

4. 自理能力受限 与心脏病活动受限及卧床休息有关。

【护理措施】

1. 保证休息 孕妇需绝对卧床休息,以左侧卧位为主,每天至少保证有10~12小时睡眠时间;并定时间断吸氧,每日3次,每次1小时,并提前2周住院待产。

2. 合理营养 保证孕期热量需要,但要防止体重增加过快,整个孕期体重增加不超过10kg;及早纠正影响心功能的不良因素,建议孕妇摄取高铁、高蛋白及高维生素的食物。

3. 指导孕妇及家庭成员掌握自我监护技巧 包括每天定时检查心率、呼吸、体重,记录出入量以及胎动计数等;若休息时心率>110次/分,呼吸>20次/分,或半夜感胸闷需开窗呼吸新鲜空气,或出现咳嗽、咳粉红色泡沫样痰等症状是早期心力衰竭的表现,应立即就医。

4. 识别孕妇恐惧表现,重视孕妇感受,对孕妇表示理解、同情 医护人员应耐心向孕妇及家属解释病情及出现危险情况的抢救措施,增加孕妇的安全感;避免刺激,保持环境安静。

5. 提供心理支持　提供良好的支持系统，避免孕妇过劳和精神压力；应鼓励家属陪伴，给予爱的支持，以减轻孕妇的恐惧或焦虑程度。

【思考题】

(1) 妊娠期心脏病妇女的护理要点是什么？

(2) 妊娠、分娩对心脏病的影响是什么？

第二节　妊娠合并糖尿病妇女的护理

【见习要求】

(1) 通过临床见习，加深对本节理论知识的理解，了解妊娠、分娩对于糖尿病的影响。

(2) 熟悉妊娠合并糖尿病的临床表现及诊断。

(3) 掌握妊娠合并糖尿病妇女的护理要点。

【见习内容】

妊娠合并糖尿病妇女的护理。

【见习方法】

临床见习。教师指导或讲解妊娠合并糖尿病病人病史收集的内容及要点；带领学生接触患者，收集病史；指导学生应用护理程序的方法，以讨论的方式进行护理评估、诊断，列出护理措施，教师点评。

一、妊娠合并糖尿病病史收集的内容及要点

1. 健康史　除收集一般产科病史外，应询问有无糖尿病家族史、有无糖尿病病史，特别是有无不明原因的死胎、死产、巨大儿、畸形儿等分娩史。评估在妊娠、分娩和产褥期孕产妇有无低血糖、高血糖、酮症酸中毒以及其他并发症的临床表现。

2. 身体状况

(1) 症状：注意询问孕产妇有无糖尿病的症状如多饮、多食、多尿、体重减轻等；有无出现盗汗、头晕、心慌、面色苍白等低血糖症状；或出现恶心、呕吐、视力模糊、呼吸急促、呼吸带有烂苹果味等酮症酸中毒症状。

(2) 体征：询问孕产妇有无糖尿病的并发症，如视网膜病变、糖尿病性肾病等；有无糖尿病的产科并发症，如羊水增多、胎膜早破和感染的体征等。

3. 心理社会状况　孕产妇大多担心自己的健康能否承受妊娠、能否安全分娩，容易出现焦虑、恐惧等心理；容易出现自卑或自责的心理。应及时评估孕妇对自身患糖尿病或出现低血糖、酮症酸中毒等情况下的心理状态及其亲属的支持程度。

4. 辅助检查

(1) B超检查：检查胎儿的双顶径、股骨长度，判断胎儿宫内发育情况。

(2) 胎儿电子监护：做无应激试验(NST)、宫缩压力试验(CST)或催产素激惹试验(OCT)等胎儿电子监护检查。

(3) 实验室检查：OGTT(75g糖耐量试验)、糖筛查试验或空腹血糖测定。

(4) 肝肾功能检查：24小时尿蛋白定量，尿酮体及眼底等相关检查。

二、病　　例

杨某，30 岁，G_1P_0，孕 28 周，发现血糖高 1 天；体温 37℃，呼吸 18 次/分，脉搏 66 次/分，血压 108/68mmHg；宫高 33cm，腹围 103cm，胎心音 145 次/分钟；两次空腹血糖值分别为 8.3mmol/L、9.1mmol/L，平素喜食甜食，否认糖尿病病史。综合以上资料，为该孕妇确定主要的护理诊断或合作性问题，并制定相应的护理措施。

【护理评估】

该孕妇，30 岁，G_1P_0，孕 28 周，发现血糖高 1 天，宫高大于妊娠月份，两次空腹血糖＞5.8mmol/L，既往无糖尿病病史，提示妊娠合并糖尿病。

【护理诊断/问题】

1. 知识缺乏　缺乏有关妊娠期糖尿病以及饮食控制的相关知识。

2. 营养失调　低于机体需要量，与血糖代谢异常有关。

3. 有胎儿受伤的危险　与血糖控制不良导致胎盘功能低下、巨大胎儿有关。

【护理措施】

1. 加强该孕妇妊娠期护理，指导孕妇定期产前检查　妊娠 28 周后每 2 周检查 1 次，妊娠 36 周后每周 1 次，每次除产科检查外，应重视血糖、尿糖、尿酮体测定，必要时 B 超检查。

2. 指导产妇学会自查尿糖，判断结果的方法并记录　耐心讲解糖代谢与妊娠的相互影响，解释每次检查的情况，以减轻产妇及家属的焦虑程度，指导胰岛素的使用方法，调整饮食，防止发生低血糖，酮症酸中毒等并发症。

3. 饮食控制　每日热量按 125kj/kg 计算，蛋白质占 20%～30%，碳水化合物 40%～50%，脂肪 30%～40%；早餐摄入 25%的热量，午餐 30%，晚餐 30%，睡前占 15%；鼓励多吃蔬菜及豆制品，补充维生素、钙及铁等。血糖维持在 6.11～7.77mmol/L，以孕妇无饥饿感为理想。

4. 按医嘱准确使用胰岛素，用量必须精确计算　一般于饭前皮下注射胰岛素，每日 3～4 次。用药期间如出现面色苍白、出汗、心悸、颤抖、饥饿感，以致昏迷等，需立即测尿量、血糖、尿酮体，以确定有无酮症酸中毒或低血糖。

5. 加强孕妇自我监护，预防胎死宫内　妊娠 28 周后，教会孕妇及家属进行自我监护，孕妇自行胎动计数，每小时小于 3 次或 12 小时累积小于 10 次，提示胎儿缺氧；还可教家属或孕妇听胎心音，计数胎心率，一旦胎动减少或胎心音发生变化应立即就诊，及时处理。

【思考题】

(1) 妊娠合并糖尿病孕期的护理要点是什么？

(2) 糖尿病对母亲和胎儿的影响有哪些？

第三节　妊娠合并病毒性肝炎妇女的护理

【见习要求】

(1) 通过临床见习，加深对本节理论知识的理解，了解妊娠、分娩对病毒性肝炎的影响。

(2) 熟悉妊娠合并病毒性肝炎的临床表现及诊断。

(3) 掌握妊娠合并心脏病妇女的护理要点。

【见习内容】

妊娠合并病毒性肝炎妇女的护理。

【见习方法】

临床见习。教师指导或讲解妊娠合并病毒性肝炎病史收集的内容及要点；带领学生接触患者，收集病史；指导学生应用护理程序的方法，以讨论的方式进行护理评估、诊断，列出护理措施，教师点评。

一、妊娠合并病毒性肝炎病史收集的内容及要点

1. 健康史　除收集一般产科病史外，还应收集有无与病毒性肝炎患者密切接触病史，半年内有无接受输血及注射血制品等相关病史；在妊娠期、分娩期和产褥期要严密观察，加强监护，及时识别肝昏迷，弥散性血管内凝血等早期临床表现，判断有无产后出血和感染等。

2. 身体状况

(1) 产科情况：包括胎儿宫内的情况以及新生儿健康情况等。

(2) 症状：孕产妇是否有乏力、食欲不振、厌油、恶心、呕吐、腹胀、肝区疼痛等不能用妊娠反应和其他原因解释的消化道症状；妊娠中、晚期是否出现头昏、眼花、胸闷等。

(3) 体征：观察孕产妇在妊娠、分娩和产褥期有无皮肤巩膜黄染、出血倾向；检查有无肝肿大、肝区叩击痛等。

3. 心理社会状况　由于不了解病毒性肝炎对母儿的危害及传播途径，孕产妇可能对此重视不够，不注意营养与休息以及卫生与隔离；有些孕产妇过于自卑、恐惧。因此，应全面了解孕产妇及亲属对病毒性肝炎知识的掌握情况以及可能对孕产妇造成的心理反应，以便积极地予以指导。

4. 辅助检查

(1) 肝功能检查：血清中丙氨酸氨基转移酶(ALT)增高，血清胆红素＞17mmol/L，尿胆红素阳性。

(2) 血清病原学检查：相应肝炎病毒血清学抗原、抗体检测阳性等。

(3) 凝血功能检查：纤维蛋白原和凝血酶原时间的测定。

(4) B超及胎盘功能：帮助判断胎儿有无畸形，如果孕妇合并妊娠期高血压疾病还应检查眼底、肾功能和胎盘功能等。

二、病　　例

李某，26岁，G_2P_1，孕40周，呕吐，厌油腻，进食少伴上腹部隐痛不适3周，腹部胀痛3小时，有乙肝“大三阳”病史；体温36℃，呼吸20次/分，脉搏76次/分，血压110/70mmHg；全身皮肤黏膜黄染，肝脏轻度肿大，肝区叩击痛；胎心音正常，宫口开1cm；肝功能ALT65 U/L，AST 60U/L，胆红素35μmol/L，乙肝两对半：HbsAg(＋)，HbeAg(＋)，抗-HBc(＋)；孕妇认为人工喂养价格太贵，要求母乳喂养，更不能接受母婴隔离的措施。综合以上资料，为该孕妇确定主要的护理诊断或合作性问题，并制定相应的护理措施。

【护理评估】

孕妇，26岁，孕40周，呕吐，厌油腻，进食少伴上腹部隐痛不适3周，腹部胀痛3小时；有乙肝“大三阳”病史；全身皮肤黏膜黄染，肝脏轻度肿大，肝区叩击痛；肝功能：ALT 65IU/L，AST 60IU/L，胆红素 35μmol/L，乙肝两对半：HbsAg(＋)，HbeAg(＋)，抗-HBc(＋)，综合以上资料提示孕妇为妊娠合并乙型病毒性肝炎。

【护理诊断/问题】

1. 知识缺乏 与缺乏病毒性肝炎感染途径，传播方式及防治措施的知识有关。

2. 营养失调（低于机体需要量） 与肝炎致食欲不振有关。

3. 焦虑 与缺乏肝炎知识，担心传染胎儿有关。

4. 母乳喂养中断 与产妇 HBeAg 阳性有关。

【护理措施】

1. 妊娠期护理

(1) 做好卫生宣教，加强围产保健，重视孕期监护，向孕妇及家属讲解肝炎对母婴的影响及利害关系，以及隔离可以避免传染的重要意义，从而取得孕妇及家属的理解与配合，消除孕妇因患传染病而产生的顾虑及自卑心理。

(2) 适当休息，补充足够的营养，使孕妇及家属理解药物治疗及调配营养的重要性，增加食物的摄入量可以起到保护肝脏及促进胎儿生长发育的作用，鼓励孕妇摄入足够的热量。

(3) 产前检查时如发现孕妇皮肤、巩膜黄染加深，尿色黄，皮肤瘙痒等，应作辅助检查并及时住院治疗。

(4) 入院后，护士应积极配合医生做好病人的护理工作，输新鲜血，人体白蛋白及凝血因子；肝昏迷者，积极治疗24小时后，应尽快结束分娩。

2. 分娩期护理

(1) 将孕妇安排在有隔离设置的待产室及产房，主动关心孕妇，严密观察孕妇的一般情况，满足其生活需要；尽量解除孕妇由于宫缩引起的紧张、恐惧感，加强心理护理。

(2) 注意孕妇的出血倾向，按医嘱于分娩前肌注、口服维生素K制剂，配新鲜血备用，测出凝血时间及凝血酶原。

(3) 必要时阴道助产，以缩短第二产程，减少孕妇体力消耗。

(4) 预防产后出血及感染，尽量减少产道的损伤。胎盘娩出后仔细检查防止胎盘残留引起的产后出血；分娩过程应注意无菌操作，防止产后感染的发生，注意产妇血压、神志、尿量等情况，以防肝、肾衰竭。

3. 产褥期护理

(1) 按医嘱选用对肝损害小的抗生素控制感染，防止肝炎病情恶化。

(2) 继续进行护肝措施，保证孕妇的休息和营养。

(3) 观察子宫收缩及阴道流血情况。

(4) 加强宣教，向产妇及家属宣教不宜哺乳的理由，并提供人工喂养常识及技能；指导产妇选择相应的避孕措施；宣讲新生儿应隔离4周的理由，确保新生儿出生后接种乙肝免疫球蛋白，获得被动免疫，或应用乙肝疫苗，使新生儿获得主动免疫。

【思考题】

(1) 妊娠合并病毒性肝炎在分娩期及产褥期的护理要点是什么？

(2) 如何有效预防病毒性肝炎在母婴之间的传播？

第四节　妊娠合并缺铁性贫血妇女的护理

【见习要求】

(1) 通过临床见习，加深对本节理论知识的理解，了解妊娠、分娩对缺铁性贫血的影响。

(2) 熟悉妊娠合并缺铁性贫血的临床表现及诊断。

(3) 掌握妊娠合并缺铁性贫血妇女的护理要点。

【见习内容】

妊娠合并缺铁性贫血妇女的护理。

【见习方法】

临床见习。教师指导或讲解妊娠合并缺铁性贫血病史收集的内容及要点；带领学生接触患者，收集病史；指导学生应用护理程序的方法，以讨论的方式进行护理评估、诊断，列出护理措施，教师点评。

一、妊娠合并缺铁性贫血病史收集的内容及要点

1. 健康史　除收集一般产科病史外，应询问有无慢性失血性疾病病史，营养不良病史；了解孕妇的饮食习惯，有无偏食造成铁的摄取不足等；认真评估在妊娠、分娩和产褥期孕产妇有无缺铁性贫血的临床表现；判断有无产后出血和感染。

2. 身体状况

(1) 症状：注意询问孕产妇有无乏力、头晕，心悸、气短、食欲不振、腹胀、腹泻等症状。

(2) 体征：观察有无皮肤黏膜苍白、口角炎、舌炎、皮肤毛发干燥、脱发和指甲脆薄等体征。

3. 心理社会因素　妊娠合并缺铁性贫血轻度时症状不明显，可能使孕妇及其亲属对此不重视，不能及时补充铁剂。缺铁性贫血严重时孕妇会担心自身及胎儿的安危，产生焦虑、不安的心理。评估孕妇及其亲属对此的态度以及有无相关的知识缺乏。

4. 辅助检查

(1) 血常规检查：血红蛋白＜100g/L、红细胞计数＜3.5×10^{12}/L，红细胞比容＜0.30等视为妊娠期贫血。

(2) 血清铁浓度测定：正常成年妇女血清铁为9.0～27.0μmol/L，若孕妇血清铁＜6.5μmol/L，可诊断为缺铁性贫血。

二、病　　例

林某，25岁，G_2P_0，孕32周，头晕、食欲不振2周；血压126/85mmHg，脉搏87次/分，中度贫血貌，皮肤黏膜、双眼睑及指甲床苍白，无皮疹及皮下出血点，心肺检查无异常，腹膨隆如孕周，胎心音150次/分；血液检查：血红蛋白76g/L、血清铁5.3μmol/L，转铁蛋白受体27.5nmol/L。综合以上资料，为该孕妇确定主要的护理诊断或合作性问题，并制定相应的护理措施。

【护理评估】

孕妇头晕，食欲不振 2 周，中度贫血貌，皮肤黏膜、双眼睑及指甲床苍白；血液检查：血红蛋白 76g/L、血清铁 5.3μmol/L、转铁蛋白受体 27.5nmol/L，提示孕妇患缺铁性贫血。

【护理诊断/问题】

1. 疲乏 与孕妇贫血有关。

2. 有感染的危险 与贫血导致机体抵抗力低下有关。

3. 知识缺乏 与缺乏使用铁剂的相关知识有关。

【护理措施】

1. 健康指导 向病人讲解缺铁性贫血的相关知识，孕产期及哺乳期补充铁剂的必要性，建议孕妇摄取高铁、高蛋白及高维生素 C 食物。

2. 服用铁剂护理 硫酸亚铁口服，同时口服维生素 C，稀盐酸有利于铁吸收，宜饭后服用；铁锅炒菜使亚铁转化增加，有利于吸收；服铁剂时禁忌饮茶，也不应与抗酸药物合用以免影响效果。

3. 严密监测 及时发现病情变化，严密观察并记录孕妇生命体征，监测胎心、胎动情况；评估胎儿宫内生长发育状况，积极预防各种感染。

【思考题】

(1) 如何指导孕妇预防缺铁性贫血？

(2) 缺铁性贫血的临床表现及诊断要点有哪些？

（周晨慧）

第八章　异常分娩妇女的护理

产力异常妇女的护理

【见习要求】

(1) 通过临床见习，加深对本章理论知识的理解，了解产力异常发生的原因。

(2) 熟悉产力异常临床表现及诊断。

(3) 掌握对产力异常妇女护理要点。

【见习内容】

子宫收缩乏力妇女的护理。

【见习方法】

临床见习。教师讲解产力异常病史收集内容及要点；带领学生接触患者，收集病史；指导学生应用护理程序方法，以讨论方式进行护理评估、诊断，列出护理措施，教师点评。

一、子宫收缩乏力病史收集的内容及要点

复习引起子宫收缩乏力的原因及临床表现，以及对母儿的影响。

(一) 原因

1. 精神因素　多见于初产妇，尤其是35岁以上高龄初产妇，主要是对分娩经历和分娩知识不了解，而对分娩产生恐惧和焦虑心理，导致精神过度紧张而影响子宫收缩正常功能。

2. 产道与胎位异常　产道(指骨产道或软产道)异常、胎位异常都可以使胎先露下降受阻，先露部不能很好紧贴子宫下段及子宫颈内口，使得子宫阴道神经丛刺激大大减少而导致子宫反射性收缩减弱。

3. 子宫局部因素　子宫过度膨胀(如多胎妊娠、羊水过多、巨大儿等)，可使子宫肌纤维过度伸展，失去正常收缩功能，而经产妇(产次多的产妇)可因子宫肌纤维变性，结缔组织增生影响子宫收缩，还有子宫发育异常、子宫肌瘤、子宫曾经接受过手术治疗的患者。

4. 内分泌失调　主要是雌/孕激素比例失调，致使子宫收缩乏力。

5. 产程中镇静药物使用不当　临床上不适当使用大剂量镇静药物与止痛剂，如吗啡、哌嗜啶等可使子宫收缩受抑制。

(二) 临床表现

临床分协调性子宫收缩乏力和不协调性收缩乏力两种：

1. 协调性子宫收缩乏力(低张性子宫收缩乏力)　子宫收缩具有正常节律性、对称性和极性，但收缩力弱，在收缩高峰期，子宫体隆起不明显，用手指按压宫底部肌壁仍可出现凹陷，间歇时间长且不规律。这种宫收缩乏力多在临产后一段时间发生，称继发性子宫收缩乏力。多见于第一产程的活跃期后期。

2. 不协调性宫缩乏力(高张性宫缩乏力)　其特点是子宫收缩的极性倒置，宫缩的兴奋点不是在子宫两侧角而是在子宫下段，形成了宫缩由下而上扩散，致子宫下段的收缩力比

上段强的态势，致使宫缩没有能形成由上向下推的力量，不利于胎儿沿产道下行，导致了产程的延长。

3. 对母儿的影响

(1) 对产妇的影响：由于产程过长导致产妇体力大量消耗；第二产程过长还可导致产妇出现产伤（需要产钳助产、软产道受压时间长，还会形成瘘道如膀胱阴道瘘等）。

(2) 对胎儿的影响：产程过长可引起胎儿宫内缺氧，剖宫产、产钳助产率升高，都可以导致胎儿损伤。

二、病　　例

陈某，35 岁，G_1P_0，孕 40 周，阴道见红半天，腹部阵痛 6 小时。近一周时常出现下腹部不适，又担心年龄过大会影响生产，没能很好休息。体温 36.8℃，脉搏 84 次/分，呼吸 20 次/分，血压 120/80mmHg；宫高 33cm，腹围 102cm，头先露，部分入盆，胎方位 LOP，胎心音 140 次/分，宫缩 20″/5～6′，强度弱，宫颈管消失，宫口开 1cm；头先露，S-3；胎膜未破；血红蛋白 100g/L，尿蛋白(－)；B 超提示：足月妊娠；双顶径 9.7cm；股骨长 6.7cm，胎盘成熟度Ⅲ；进入产程 15 小时检查所见：体温 37℃，血压 130/85mmHg，产妇进食少，全身疲劳，排尿不畅，肠胀气。宫缩 30～35″/3～5′，胎心音 148 次/分；胎膜已破，羊水Ⅱ°，宫颈水肿，宫口开 6cm，先露 S+1，胎方位 LOT；产程图曲线显示：潜伏期 7 小时，活跃期 8 小时。诊断：①子宫收缩乏力（协调性）；②活跃期延长。综合以上资料，为该孕妇确定主要的护理诊断或合作性问题，并制定相应的护理措施。

【护理评估】

(1) 孕产妇高龄初产，精神紧张，近一周来没有能好好休息，考虑属于精神因素所致的子宫收缩乏力。

(2) 产程图所示，活跃期达 8 小时，宫口只开大 6cm。

(3) 阴道检查：宫颈水肿，宫口开 6cm，先露 S+1，先露下降缓慢，胎方位 LOT。根据该孕妇的临床表现符合子宫收缩乏力、活跃期延长的诊断。

【护理诊断】

1. 疲乏　与产程延长、孕妇体力消耗、水电解质紊乱有关。

2. 焦虑　与产程长、宫缩痛及担心难产有关。

3. 有体液不足的危险　与产程延长、产痛影响摄入有关。

【护理措施】

组织学生对该病例进行讨论，引导学生提出相应的护理措施。

1. 什么情况下应该做好剖宫产准备

2. 估计能从阴道分娩的应该做好以下哪些护理

(1) 第一产程

1) 改善全身情况：①保证休息：首先要关心和安慰产妇、消除精神紧张恐惧心理，给予镇静剂如地西泮（安定）10mg 静脉缓慢注射，使其休息后能恢复体力，帮助子宫收缩力恢复正常；②补充营养、水分、电解质，鼓励产妇进食易消化、高热量饮食，另可根据进食情况适当经静脉补充液体、电解质等；③保持膀胱空虚状态，协助床上小便，必要时给予导尿。

2）使用催产素加强宫缩，待产妇经过一段时间休息，排除产道异常后，可以通过催产素静滴来加强子宫收缩。特别强调使用催产素适应证及使用时的护理，请同学们认真讨论加深认识。催产素滴注：先用5%葡萄糖液500ml静脉滴注，调节为8～10滴/分，然后加入催产素2.5IU，摇匀，每隔15分钟观察1次子宫收缩、胎心、血压，并予记录。根据子宫收缩情况给予调整滴速，一般不宜超过40滴/分，以子宫收缩达到持续40～60秒/次，间隔2～3分钟为好。在此期间必须有专人监护，随时调节滴速，及时发现异常宫缩。若10分钟内超过5次，宫缩持续1分钟以上或听胎心率有变化的，应立即停止滴注催产素；若有血压升高，应减慢滴注速度。

3）当经过处理后产程仍然没有很好的进展后应怎样处理？可考虑手术结束分娩，做好手术前准备。

(2) 第二产程：考虑手术助产（产钳），做好手术助产和新生儿抢救的准备。

【思考题】

(1) 结合该病例进行相关子宫收缩乏力情况的讨论，并罗列出相应的临床表现及处理措施：子宫收缩乏力能引起多少种异常产程图曲线？产程延长对母儿的影响是什么？

(2) 子宫收缩过强的临床表现及处理措施是什么？

（黄亦武）

第九章　分娩期并发症妇女的护理

第一节　胎膜早破

【见习要求】

(1) 通过临床见习,加深对本节理论知识理解,了解胎膜早破发生的原因。

(2) 熟悉胎膜早破临床表现及诊断。

(3) 掌握对胎膜早破妇女护理要点。

【见习内容】

胎膜早破妇女的护理。

【见习方法】

临床见习。教师指导或讲解胎膜早破病史收集内容及要点;带领学生接触患者,收集病史;指导学生应用护理程序方法,以讨论方式进行护理评估、诊断,列出护理措施,教师点评。

一、胎膜早破患者病史收集的内容及要点

【复习胎膜早破的原因及症状体征、诊断检查】

1. 可能引起胎膜早破的原因

(1) 下生殖道感染,因上行感染可引起胎膜炎使胎膜局部张力下降。

(2) 营养因素:如缺乏维生素 C、锌及铜等可是胎膜张力下降。

(3) 胎先露衔接不良使胎膜受压不均,导致破裂。

(4) 羊膜腔内压力升高,如双胎、羊水过多。

(5) 宫颈内口松弛导致羊膜囊受力不均或胎膜发育不良。

(6) 机械性刺激,如创伤或妊娠后期性交。

2. 身体评估

(1) 症状:孕妇突感有较多液体自阴道流出,可混有胎粪或胎脂,当腹压增加或打喷嚏时羊水即流出。

(2) 体征:行肛诊检查时,触不到羊膜囊,上推胎儿先露部可见到阴道流液量增多,有羊膜感染的可出现孕妇心率及胎心增快,子宫可有压痛。

3. 心理社会状况　评估孕妇和家属的心理状况,因突然阴道流水,担心母儿安危而出现的紧张、焦虑和恐惧心理。

4. 诊断检查

(1) 阴道酸碱度检查:正常阴道液呈酸性,pH 为 4.5～5.5;羊水的 pH 为 7.0～7.5;尿液的 pH 为 5.5～6.5,可通过 pH 试纸检查。

(2) 阴道窥器检查:见液体自宫口流出或后穹隆有较多混有胎脂或胎粪液体。

(3) 阴道液涂片检查:临床少用。

(4) 羊膜镜检查:可直视胎先露部,看不到前羊膜囊,即可确诊。

二、病 例

薛某，25 岁，G_2P_0，停经 38 周，阴道流液 1 小时。体温 37℃，血压 120/75mmHg，脉搏 84 次/分；宫高 33cm，腹围 95cm，胎心 148 次/分，无宫缩，头先露，半入盆，胎方位 LOA，阴道少量液体流出，宫颈管未消失，宫口未开，先露 S-4；pH 试纸测试 pH>7，血红蛋白 90g/L，尿蛋白(一)。初步诊断：胎膜早破。综合以上资料，为该孕妇确定主要的护理诊断或合作性问题，并制定相应的护理措施。

【护理评估】

根据病例列出支持诊断的要点。通过病史，产科检查结果进行评估讨论。注意胎膜早破的几个关键问题，孕 38 周、未临产、阴道有液体流出、pH 试纸测试 pH>7。

【护理诊断/问题】

1. 有感染的危险 与胎膜破裂后，下生殖道内病原体上行感染有关。

2. 有胎儿受伤的危险 与脐带脱垂有关。

3. 焦虑 与担心母儿安危有关。

4. 自理能力缺陷 与破膜后需要卧床、不能站立活动，自行如厕有关。

【护理措施】

1. 休息防止脐带脱垂 孕妇需绝对卧床休息(必要时给予抬高臀部)，尤以左侧卧位为佳，做好生活护理，协助床上完成，避免孕妇起床活动引起脐带脱垂。

2. 保持外阴部清洁 消毒外阴 2 次/日，垫消毒会阴垫，观察阴道流液的气味和颜色并做好记录(流出的液体有臭味应高度警惕感染的发生；羊水有粪染的考虑胎儿宫内窘迫)。

3. 严密监测体温 及时发现体温变化，辨别感染征兆及时处理。

4. 严密监测胎心及注意临产征兆 严密监测并记录胎心，注意脐带脱垂的迹象，有异常及时报告医生及时处理，必要时间断吸氧。

5. 做好心理护理 孕妇因羊膜早破而担心胎儿的安危，应做好心理安慰及家属的安抚工作。

【思考题】

(1) 为什么胎膜早破会引起脐带脱垂？如何才能避免脐带脱垂？

(2) 胎膜早破的护理要点是什么？

第二节 产后出血

【见习要求】

(1) 通过临床见习，加深对本节理论知识的理解，了解产后出血发生的原因。

(2) 熟悉产后出血的临床表现及诊断。

(3) 掌握对产后出血妇女的护理要点。

【见习内容】

产后出血妇女的护理。

【见习方法】

临床见习。教师指导或讲解产后出血病史收集的内容及要点；带领学生接触患者，收集病史；指导学生应用护理程序的方法，以讨论的方式进行护理评估、诊断、列出护理措施，教师点评。

一、产后出血患者病史收集的内容及要点

【复习引起产后出血的原因】

1. 引起产后出血的原因

(1) 子宫收缩乏力是产后出血的最主要原因。

1) 全身因素:产妇精神过度紧张、对分娩有恐惧心理;产程时间长或难产造成产妇体力消耗多大;临产后过多使用镇静剂、麻醉剂或子宫收缩抑制剂;产妇合并急慢性的全身性疾病。

2) 局部因素:①子宫过度膨胀;②子宫肌水肿,如妊娠高血压综合征或严重贫血;③子宫肌纤维发育不良,如合并子宫肌瘤或子宫畸形;④子宫肌壁损伤(剖宫产、子宫手术、多产等);⑤胎盘早期剥离、前置胎盘等均可引起产后出血。

(2) 胎盘因素:胎盘滞留、胎盘粘连或植入、胎盘部分残留。

(3) 软产道裂伤:包括会阴、阴道、宫颈裂伤、子宫下段破裂。

(4) 凝血机制障碍:较少见。

2. 身体评估 临床表现为阴道流血量过多及因失血引起休克等相应症状和体征。

(1) 症状:产妇面色苍白、出冷汗,主诉口渴、心慌,尤其是子宫出血潴留于子宫腔及阴道内时,产妇表现为怕冷、寒战、打呵欠,懒言或表情淡漠,呼吸急促,甚至烦躁不安,很快转入昏迷状态。软产道损伤或阴道壁血肿的产妇会有尿频或肛门坠胀感,且有排尿疼痛。

(2) 体征:血压下降,脉搏细数,子宫收缩乏力性出血者,子宫轮廓不清,触不到宫底,按摩子宫时阴道有多量血液流出,子宫收缩变硬轮廓变清,停止按摩又变软;血液积存或胎盘已剥离而滞留于子宫腔内者,宫底可升高,按摩子宫并挤压宫底部刺激宫缩,可促使胎盘和淤血排出;因软产道裂伤所致的出血,腹部检查宫缩较好,轮廓清晰,但可见阴道持续流血,颜色鲜红。凝血机能障碍所致的出血可见持续阴道流血,持续多而不凝,伴有全身出血倾向。

3. 心理社会状况 产妇和家属因产后阴道流血多,担心产妇安危而出现的紧张、焦虑和恐惧心理。

4. 诊断检查

(1) 评估产后出血量:注意出血是否凝固,估计出血量。临床上常用评估法有:

1) 称重法:将分娩后敷料(湿重)－分娩前敷料(干重)＝失血量。

2) 容积法:用有刻度的接血容器收集血液。

3) 面积法:血湿面积按 10cm×10cm＝10ml,即每 $1cm^2$ 为 1ml 计算失血量。

4) 目测法:目测法不够准确,往往只有实际出血量的一半。

(2) 测量生命体征与中心静脉压,观察血压下降情况。

(3) 实验室检查:血小板计数、出凝血时间、3P 试验等。

二、病　　例

郭某,30 岁,G_1P_0,停经 40 周,腹部阵痛 14 小时。待产 8 小时后在会阴侧切下经阴道分娩一活男婴,体重 4100g,20 分钟后胎盘娩出,胎盘娩出时阴道流血约 150ml,检查软产道无裂伤,会阴切口缝合完毕。子宫收缩欠佳,给予按摩子宫,阴道流血减少。产后 1 小时产妇面色苍白、冒冷汗,测血压 80/50mmHg,脉搏 110 次/分,腹部检查,子宫软,轮廓不清,按摩宫底,子宫变硬,并挤压出血块约 400g,血液 100ml。初步诊断:产后出血(子宫收缩乏力)。根据临床表现,查找引起产后出血的相关依据。

【护理评估】

1. 现病史　产程长(总产程为 22 小时 30 分),产妇体力过度消耗;胎儿巨大(体重 4100 克),子宫过度膨胀,这些都是导致产后出血的因素。

2. 身心状况　产妇产后 1 小时面色苍白,冒冷汗,血压 80/50mmHg,脉搏 110 次/分,有明显休克表现。

3. 诊断检查　子宫软,轮廓不清,按压子宫底挤出血块 400g(子宫腔内积血),血液 100ml。

【可能的护理诊断及合作性问题】

1. 潜在并发症　与出血性休克有关。

2. 有感染的危险　与失血后抵抗力降低有关。

3. 活动无耐力　与出血后导致贫血有关。

【护理措施】

(1) 密切观察患者的意识状态、皮肤颜色、体温、血压、脉搏、呼吸及尿量变化。

(2) 密切观察子宫收缩情况,定时给予子宫按摩,及时压出子宫内积血,做好血量的测定和记录,及时协助产妇排尿,保持膀胱空虚。

(3) 及时按医嘱给予输液或输血,补充血容量,按医嘱给予抗生素防止感染。

(4) 保持外阴部清洁,消毒外阴 2 次/日,垫消毒会阴垫,观察外阴伤口、阴道流血的气味和颜色。

(5) 注意做好防摔倒措施,起床如厕时要有专人陪护。

(6) 为患者提供安静休息环境,保持平卧,注意保暖。鼓励产妇进食营养丰富易于消化的食物,注意铁的补充。

(7) 做好心理护理,缓解恐惧,消除焦虑。

【思考题】

该产妇发生产后出血的原因是什么? 能否预防?

第三节　子宫破裂

【见习要求】

(1) 通过临床见习,加深对本节理论知识的理解,了解子宫破裂发生原因。

(2) 熟悉子宫破裂临床表现及诊断。

(3) 掌握对子宫破裂妇女护理要点。

【见习内容】

子宫破裂妇女的护理。

【见习方法】

临床见习。教师指导或讲解子宫破裂病史收集内容及要点;带领学生接触患者,收集病史;指导学生应用护理程序方法,以讨论方式进行护理评估、诊断,列出护理措施,教师点评。

一、子宫破裂患者病史收集的内容及要点

【复习子宫破裂相关内容】

1. 引起子宫破裂的原因 ①产道梗阻最主要原因；②子宫瘢痕；③宫缩剂使用不当；④手术创伤。

2. 身体评估 子宫破裂分为先兆子宫破裂和子宫破裂两个阶段。

(1) 先兆子宫破裂有四大主要临床表现：腹部出现病理性缩复环、下腹部压痛、胎心率改变及血尿出现。

1) 症状：常见有梗阻性难产因素的产妇，在临产过程中，当子宫收缩加强，胎儿下降受阻时，产妇烦躁不安疼痛难忍、下腹部拒按、表情极其痛苦、呼吸急促、脉搏加快。由于胎先露紧压膀胱，出现排尿困难，甚至形成血尿。

2) 体征：子宫呈强制性收缩、胎儿供血受阻，表现为宫内窘迫，胎心先快后慢或听不清，胎动频繁；子宫下段拉长变薄，而宫体更加增厚变短，两者间形成明显的环状凹陷，此凹陷逐渐上升达脐部或脐部以上，称病理性缩复环；子宫下段压痛明显，甚至出现血尿，这种情况若不及时排除，子宫将很快在病理性缩复环处下方发生破裂。

(2) 子宫破裂：产妇突然感觉下腹部发生一阵剧烈的撕裂样疼痛，随后子宫收缩停止，产妇很快进入休克状态。

3. 心理社会状况 产妇和家属往往因产程进展不顺利，强烈的产痛，担心母儿安危而出现的紧张、焦虑和恐惧心理。

4. 诊断检查

(1) 腹部检查：可以发现子宫破裂不同阶段的临床症状和体征。

(2) 实验室检查：血常规检查：血红蛋白值下降，白细胞计数增加。尿常规检查可见于红细胞或肉眼血尿。

(3) 其他：腹腔穿刺或阴道后穹隆穿刺；B超检查。

二、病　　例

郑某，28岁，停经40周，腹部阵痛10小时，剖宫产术后2年。体温36.2℃，血压120/75mmHg，脉搏110次/分，呼吸24次/分，痛苦面容，烦躁不安。胎心音70次/分，胎方位LOA，宫缩强，脐部形成环状凹陷，宫缩时该环上移，下腹压痛，宫口开7cm，先露S^0，LOT，肉眼血尿。诊断：先兆子宫破裂。讨论该病例临床表现是否与诊断相符合？请找出依据，并说出护理诊断，制定护理措施。

【护理评估】

评估注意临床表现：痛苦面容，烦躁不安，子宫呈强直性收缩，脐部以下形成环状凹陷，宫缩时该环上移，肉眼血尿等。

【可能的护理诊断及合作性问题】

1. 疼痛 与强直性子宫收缩，或子宫破裂血液刺激腹膜有关。

2. 组织灌注量改变 与子宫破裂后大量出血有关。

3. 预感性悲哀 与切除子宫及胎儿死亡有关。

【相应护理措施】

1. 观察　密切观察产程进展，及时发现导致难产的诱因和子宫破裂表现，注意胎心变化。

2. 先兆子宫破裂护理要点　多有梗阻性难产因素存在，当产妇在试产过程中出现宫缩过强及下腹部压痛，或腹部出现病理性缩复环时，应高度警惕是否有子宫先兆破裂的可能性，须立即报告医师并停止一切不良刺激操作（包括催产素引产）。同时测量产妇生命体征，按医嘱用宫缩抑制剂、吸氧做好剖宫产的术前准备。

3. 子宫破裂护理要点

(1) 取休克体位迅速给予输液、输血，短时间内补足血容量；同时补充电解质及碱性药物，纠正酸中毒；积极进行抗休克处理，并做好手术准备。

(2) 术中术后按医嘱应用大剂量抗生素以防感染。

(3) 严密观察并记录生命体征、出入量；急查血红蛋白，评估失血量以指导治疗护理方案，注意保暖。

4. 提供心理支持

(1) 安抚产妇，稳定情绪，在情况许可下向产妇/家属解释子宫破裂的治疗计划和对再次妊娠的影响。

(2) 对胎儿已死亡的产妇，要帮助其度过悲伤阶段，允许其表现悲伤情绪，甚至哭泣，倾听产妇诉说内心的感受。

(3) 为产妇及其家属提供舒适的环境，给予生活上的护理，更多的陪伴、鼓励其进食，以更好地恢复体力。

(4) 为产妇提供产褥期的休养计划，帮助产妇尽快调整情绪，接受现实，以适应现实生活。

5. 做好健康教育

(1) 加强产前检查、存在高危因素者，要提前住院，密切观察产程，严格掌握宫缩剂的使用指征和方法。

(2) 宣传计划生育的重要性。

(3) 出院后做好避孕指导。

【思考题】

造成子宫破裂的常见因素有哪些？如何预防子宫破裂？

第四节　羊水栓塞

【见习要求】

(1) 通过临床见习，加深对本节理论知识的理解，了解羊水栓塞发生的原因。

(2) 熟悉羊水栓塞的临床表现及诊断。

(3) 掌握对羊水栓塞妇女的护理要点。

【见习内容】

羊水栓塞妇女的护理。

【见习方法】

临床见习。教师指导或讲解羊水栓塞病史收集的内容及要点；带领学生接触患者，收集病史；指导学生应用护理程序的方法，以讨论的方式进行护理评估、诊断，列出护理措施，教师点评。

一、羊水栓塞患者病史收集的内容及要点

【复习羊水栓塞的相关内容】

1. 病因 由于羊水中有形物质进入母体血液循环引起。通常由于：①宫缩强胎膜破裂，胎膜与宫颈壁分离或宫颈口扩张引起宫颈黏膜损伤时，静脉血窦开放羊水进入母体血液循环。②宫颈撕裂伤、子宫破裂、前置胎盘、胎膜早剥或剖宫产术中羊水通过病理性开放子宫血窦进入母体血循环。③羊膜腔穿刺或钳刮时子宫壁损伤处静脉窦亦可成为羊水进入母体的通道。

2. 身体评估

(1) 症状：大多发病突然，开始时出现烦躁不安、寒战、恶心、呕吐、气急等先兆症状，继而出现呛咳、呼吸困难、发绀，迅速出现循环衰竭，进入休克或昏迷状态。严重者发病急骤，可于数分钟内迅速死亡。不在短期内死亡者，可出现出血不止，血液不凝，身体其他部位如皮肤、黏膜、胃肠道或肾脏出血，继之出现少尿、无尿等 DIC 表现及肾功能衰竭的表现。临床经过可分急性休克期、出血期、急性肾功能衰竭期三个阶段。

(2) 体征：心率增快、肺部听诊有湿性啰音。全身皮肤黏膜有出血点及瘀斑，阴道出血不止；切口渗血不凝。

3. 心理社会状况 产妇和家属往往因突如其来的变化产生恐惧与焦虑心理。

4. 诊断检查

(1) 身体检查：可以发现全身皮肤黏膜有出血点及瘀斑，切口渗血，心率增快，肺部可闻及啰音等体征。

(2) 实验室检查：痰液涂片可查到羊水内容物，下腔静脉抽血可查出羊水中的有形物质。DIC 各项血液检查指标呈阳性。

(3) 心电图：提示右心侧房室扩大。

(4) X 线床边摄片：可见肺部双侧弥漫性点状、片状浸润影，沿肺门周围分布，伴轻度肺不张及心脏扩大。

二、病　　例

> 张某，24 岁，停经 40 周，临产 8 小时产程进展不理想，人工破膜时，出现呛咳，尖叫，气急，烦躁不安，恶心，呕吐，呼吸困难、发绀，抽搐，昏迷，脉搏细数，血压测不到。诊断：羊水栓塞。讨论该病例临床表现是否与诊断相符合？请找出依据，说出护理诊断、制定护理措施。

【护理评估】

产妇有人工破膜的操作过程。关键注意产妇的临床表现：破膜后突然出现呛咳、呼吸困难及发绀是该病的主要特点。

【护理诊断】

1. 气体交换受损 与肺血管阻力增加即肺动脉高压、肺水肿有关。

2. 组织灌注无效 与弥散性血管内凝血及失血有关。

3. 有胎儿窘迫及胎死宫内的危险 与羊水栓塞、母体循环受阻有关。

4. 产妇死亡　与病情凶险有关。

【护理措施】

(1) 纠正缺氧症状，改善心、肺、肾等重要器官的缺氧状况。

(2) 严格执行医嘱。

(3) 严密监测病情。

(4) 产科护理时注意观察产程、胎儿情况。

(5) 提供心理护理。

【思考题】

(1) 预防羊水栓塞的关键是哪些？

(2) 羊水栓塞的主要临床特点是什么？

（黄亦武）

第十章　产后并发症妇女的护理

第一节　产褥感染

【见习要求】

(1) 通过临床见习,加深对本节理论知识的理解,了解产褥感染发生的原因。

(2) 熟悉产褥感染的临床表现及诊断。

(3) 掌握对产褥感染妇女的护理要点和措施。

【见习内容】

产褥感染。

【见习方法】

临床见习。教师指导或讲解产褥感染病史收集的内容及要点;带领学生接触患者,收集病史;指导学生应用护理程序,以讨论的方式进行护理评估、诊断,列出护理措施,教师点评。

一、产褥感染病史收集的内容及要点

(一) 病史

评估产褥感染的诱发因素,了解产妇的健康史、是否有贫血、营养不良或生殖道、泌尿道感染的病史,本次妊娠情况、有无妊娠并发症与并发症、分娩是否有胎膜早破、产程延长、手术助产、软产道损伤、产前出血、产后出血史及产妇的个人卫生习惯等。

(二) 身心状况

1. 外阴伤口感染　局部灼热、红肿、疼痛可有脓性分泌物。

2. 阴道炎与宫颈炎　黏膜充血、红肿、溃疡等、白带增多、味臭。

3. 子宫内膜炎与宫颈炎　最常见,轻者有低热、恶露多、有臭味、下腹痛,重者出现高热、寒战、头痛等。

此外,还有盆腔炎、脓毒血症等。

评估时注意产妇全身状况、伤口愈合及子宫复旧情况,触摸宫底的高度、硬度及有无压痛及疼痛程度。观察恶露量、颜色、性状、气味等。了解产妇的情绪与心理状态,是否存在心情沮丧、烦躁与焦虑情绪。

(三) 诊断检查

1. 妇科检查　视诊会阴部了解伤口情况;用窥阴器检查阴道、宫颈及分泌物情况;双合诊检查,宫颈有抬举痛者,提示腹腔可能有一定量的炎性渗出。还可发现子宫体软,轮廓不清,压痛明显,或于子宫一侧或双侧压痛或扪及增粗的输卵管或炎性包块。

2. 实验室检查

(1) 白细胞计数增高,尤其是中性白细胞计数升高明显,血沉加快。

(2) 阴道拭子及宫颈拭子培养阳性,血液细菌培养显示致病菌。

3. B 超、CT 检查　能对产褥感染形成的炎性包块、脓肿及静脉血栓做出定位及定性诊断。

二、产褥感染的护理要点

（一）一般护理

保持病室安静、清洁、空气新鲜，每日通风，并注意保暖。保持床单位及衣物、用物清洁。保证产妇获得充足休息和睡眠；给予高蛋白、高热量、高维生素易消化饮食；鼓励产妇多饮水，保证足够的液体摄入。

（二）病情观察

做好生命体征（特别是体温的变化）、恶露颜色、性状与气味、子宫复旧情况、腹部体征及会阴伤口情况的观察和评估并记录。

（三）治疗配合

根据医嘱做好感染控制，进行支持疗法，如补液、抗炎等。

（四）对症护理与出院指导

鼓励和帮助产妇做好会阴部护理，及时更换会阴垫，外伤伤口者每日消毒 2 次，并用红外线照射会阴部。指导病人采取半卧位或抬高床头，促进恶露引流，炎症局限，防止感染扩散，并指导产褥期结束后返院复查。

三、病　　例

杨某，28 岁，经产妇，在家分娩后 10 天，发热、下腹痛 4 天。体温 38.3℃，呼吸 18 次/分，脉搏 70 次/分，血压 115/72mmHg；下腹部压痛，反跳痛（±）。会阴无伤口，阴道内脓性分泌物多，味臭，宫颈举痛，子宫前位，增大，压痛明显，双侧附件压痛明显。综合以上资料，为该患者确定主要的护理诊断或合作性问题，并制定相应的护理措施。

【护理诊断/问题】

1. 疼痛　与产褥感染有关。

2. 体温过高　与产褥感染有关。

3. 母乳喂养中断　与自身疾病及母子分离有关。

4. 焦虑　与自身疾病及母子分离有关。

5. 抵抗力低下　与产褥感染有关。

【护理措施】

(1) 取半卧位，以利于炎症局限和引流。

(2) 保持大小便通畅，以减轻盆腔充血，从而减轻疼痛。

(3) 做好病情的观察与记录，包括生命体征，恶露颜色、性状与气味，子宫复旧情况，腹部体征及会阴伤口情况等。

(4) 供给足够的营养，如高蛋白、高维生素、高热量、易消化的饮食，多饮水。

(5) 遵医嘱使用抗生素、静脉补液，维持电解质、水的平衡。

(6) 保持室内空气流通，环境阴凉，室内温度 18～22℃，湿度 50%～70%。

(7) 高热时可行物理降温，如擦浴、冰敷等，必要时遵医嘱应用药物降温。

(8) 保持会阴清洁，用0.1%苯扎氯铵会阴冲洗，每天2次。

(9) 协助并教会病人及其家属人工挤奶的方法。

(10) 如有奶胀，应随时人工挤奶，以免乳汁积聚引起乳腺炎而致体温升高。

(11) 加强巡视，及时发现病人生活所需，将传呼系统及日常用品置于病人可及之处。

(12) 协助病人洗漱，如口腔护理、皮肤护理及会阴护理等，以防感染加重。

(13) 加强皮肤护理，高热病人出汗多，需及时为病人擦干汗液及更换衣裤。

(14) 操作时严格执行消毒隔离措施及无菌技术原则，避免院内感染。

(15) 做好心理护理，解答产妇及家属的疑问，提供母婴接触的机会，减轻产妇的焦虑。

【思考题】

(1) 高热的护理要点是什么?

(2) 产褥感染的预防及处理原则是什么?

第二节　产后心理障碍

【见习要求】

(1) 通过临床见习，加深对本节理论知识的理解，了解产后心理障碍发生的原因。

(2) 熟悉产后心理障碍的临床表现及诊断。

(3) 掌握对产后心理障碍妇女的护理要点和措施。

【见习内容】

产后心理障碍。

【见习方法】

临床见习。教师指导或讲解产后心理障碍病史收集的内容及要点；带领学生接触患者，收集病史；指导学生应用护理程序，以讨论的方式进行护理评估、诊断，列出护理措施，教师点评。

一、产后心理障碍病史收集的内容及要点

(一) 病史

全面评估病史包括抑郁症、精神病的个人史和家族史；有无重大精神创伤史；本次妊娠过程、心理状态及分娩情况，有无难产、滞产、手术产以及产时产后的并发症；婴儿健康状况；婚姻家庭关系及社会支持系统等因素，并识别诱因。

(二) 身心状况

评估产妇的情绪变化与心理状态，是否有孤独、焦虑、恐惧感；观察产妇的日常活动和行为，如自我照顾能力与照顾婴儿的能力；观察母婴之间接触和交流的情况，了解产妇对婴儿的喜恶程度及对分娩的体验与感受；评估产妇的人际交往能力与社会支持系统，了解产妇的夫妻关系及与家庭其他成员的关系，使用抑郁症的评定量表，判断病情的严重程度。

二、产后心理障碍的护理要点

(1) 倾听产妇诉说心理问题，做好产妇心理疏通工作。

(2) 对于有不良个性的产妇，给予相应的心理指导，减少或避免精神刺激，减少生活中

的应激性压力。

(3) 协助并促进产妇适应母亲角色，指导产妇与婴儿进行交流、接触，为婴儿提供照顾，培养产妇的自信心。

(4) 对于有焦虑症状、手术产及存在抑郁症高危因素的产妇应给予足够的重视，包括积极发挥社会支持系统的作用，改善家庭关系，改善家庭生活环境等。

(5) 高度警惕产妇的伤害性行为，注意安全保护。重症患者需要请心理医师、精神科医师给予治疗。

(6) 做好出院指导和家庭随访工作，为产妇提供心理咨询机会。

三、病　例

林某，20 岁，产后第 2 天出现心情压抑，情绪淡漠、恐惧、易怒、孤独、伤心、流泪，夜间加重；自我评价低、自暴自弃、对身边的人充满敌意、与家人、丈夫关系不协调；对生活缺乏信心、出现厌食、睡眠困难、性欲减退。严重出现自杀或杀婴行为。综合以上资料，为该产妇确定主要的护理诊断或合作性问题，并制定相应的护理措施。

【护理诊断/问题】

1. 产后忧郁　与角色的突然变化有关。

2. 产后焦虑　与缺乏抚养新生儿的知识有关。

3. 个人应对无效　与产妇抑郁行为有关。

4. 行为危险　与产后严重的心理障碍有自杀倾向有关。

【护理措施】

(1) 解除产妇不良的社会、心理因素，减轻心理负担和躯体症状。

(2) 倾听产妇诉说心理问题，做好产妇心理疏通工作。

(3) 给予心理指导，减少或避免精神刺激，减轻生活中的应激压力。

(4) 促进和帮助产妇适应母亲角色，指导产妇与婴儿进行交流、接触，为婴儿提供照顾，培养产妇的自信心。

(5) 发挥社会支持系统的作用，改善家庭关系，改善家庭生活环境。

(6) 高度警惕产妇的伤害性行为，注意安全保护，避免危险因素。

(7) 配合心理医师或精神科医师给予治疗。

(8) 做好出院指导与家庭随访工作，为产妇提供心理咨询。

【思考题】

(1) 产后抑郁最常见的表现是什么？

(2) 如何对产后抑郁的患者进行心理护理？

（吴瑜瑜　蔡文智）

第十一章 妇科护理病历

妇科病人护理计划的制定

【见习要求】

(1) 学会采集妇科病人的病史,了解盆腔检查注意事项。

(2) 掌握阴道窥器检查、双合诊检查、三合诊检查及直肠-腹部诊检查的方法。

(3) 学会记录盆腔检查结果。具有严谨求实的工作作风。

【见习内容】

病史评估与资料收集、护理诊断(护理问题)的确立和护理措施的实施。

【见习方法】

临床见习。教师指导学生应用护理程序的方法,收集相关临床资料以书面的方式进行护理评估、诊断,列出护理措施,老师点评。妇科护理病历是患妇科疾病病人接受医疗护理行为等医疗保健过程的书面记录,是临床应用护理程序过程中,有关病人的健康资料、护理诊断(护理问题)、护理目标、护理措施和护理效果等内容的记录。由护士记录病人住院期间病情变化、各项护理活动及效果等内容的文字资料。妇科护理病例包括妇科病史、护理诊断和护理要点。既要记录病人生命体征变化、实施护理措施、执行医嘱等客观资料,也要记录根据病人身心情况而确定的护理诊断(或护理问题)及相关因素分析等主观资料。

一、病史采集

(一) 方法

病史采集的方法常采用询问、听取、阅读、观察及检查等方法。

(二) 内容

1. 一般项目 询问病人姓名、性别、年龄、婚姻、民族(国籍)、出生地、职业、地址、医疗费形式、入院日期及记录时间、病史陈述者、可靠程度等。

2. 主诉 询问并记录感觉最主要、最明显的症状(或体征)及持续时间。

3. 现病史 围绕主诉详细描述评估患者自患病以来健康问题的发生、发展及应对的全过程,包括起病的急缓程度,主要症状及其特点;伴随症状及采取的护理措施及其效果;健康问题对患者心理状态的影响;与疾病有鉴别意义的阴性症状;与本次发病有关的过去发病情况及治疗经过。

4. 月经史 记录格式:初潮年龄$\frac{\text{行经期(天)}}{\text{月经周期(天)}}$末次月经时间(LMP或绝经年龄)

如:14岁初潮,月经周期28～30日,经期持续5日;可简写为14(5/28～30),经量多少,应描述每日应用卫生巾数,有无血块,经期伴随症状,包括有无下腹部疼痛、乳房肿胀、肢体浮肿及焦虑、情绪不稳定等。

5. 婚姻史 了解婚姻状况、结婚年龄、对方的健康状况、性生活情况、夫妻关系等。

6. 生育史 记录方式:足月产次-早产次-流产次-现存子女数,例3-0-1-2,表示足月产3

次，无早产，流产 1 次，现存子女数 2 人，或仅用孕 3 产 2(G_3P_2)表示。

7. 既往史 了解被评估者过去存在的健康问题，诊治经验和过程，病人对自身健康问题的认识和理解，病人对治疗的态度和信心，包括既往疾病史、住院史、预防接种史、手术外伤史、输血史等。

8. 个人史 生活及居住情况，出生地及曾居留地，有无烟酒嗜好。

9. 过敏史 询问有无对食物、药物或环境因素中已知物质的过敏史。

10. 家族史 直系亲属中有无患与遗传相关的疾病以及传染病。

11. 系统回顾 通过对病人各系统与各健康功能型态有关症状的有无及其特点的评估，全面系统地评估病人以往发生的健康问题及其与本次健康问题的关系。

二、身体评估

(一) 一般状态评估

一般状态评估包括性别、年龄、生命体征、发育状态和体型、营养状态、意识状态、面容和表情、体位、步态等方面。

(二) 皮肤、浅表淋巴结的评估

注意观察皮肤的颜色、湿度、温度、弹性、有无皮疹、压疮、皮肤、黏膜出血、蜘蛛痣、水肿；浅表淋巴结有无肿大等症状。

(三) 头、面、颈部评估

评估头发颜色、数量、分布、质地，有无脱发。头皮主要评估有无头屑、头癣、炎症、外伤及瘢痕；头颅主要评估大小、外形及有无异常运动。面部评估眼睑、眼球运动、视力状态、对光反射；耳廓、外耳道有无分泌物；鼻有无畸形、鼻中隔有无偏屈；口唇颜色，口腔牙龈黏膜色泽、有无溃疡，咽部情况。颈部主要评估颈部外形及活动，颈部血管、甲状腺、气管。

(四) 胸部评估

应用视、触、叩、听的方法评估胸壁、胸廓和乳房、肺和胸膜和心脏。

(五) 腹部评估

观察腹部形状、腹壁有无瘢痕、静脉曲张，妊娠纹；局部是否隆起。扪诊包括肝、脾有无增大及压痛；腹部软硬度，有无压痛、反跳痛，能否扪及块物，若有肿物应摸清部位、大小、形状、质地、活动度、表面是否光滑及有无压痛。叩诊应注意有无移动性浊音。必要时听诊了解肠鸣音情况。合并妊娠时要测量宫高，检查胎位、胎心及胎儿大小。

(六) 妇科评估(盆腔评估)

1. 盆腔检查的注意事项

(1) 环境安静、舒适，室温适中，态度认真，耐心解释，动作轻柔，检查方法准确。

(2) 检查前病人排尿、排便，不能自解大、小便者应灌肠、导尿。需留标本时先留标本送检。

(3) 协助病人取膀胱截石位，臀部置检查床边缘，臀下垫棉垫或治疗巾，双手平放于身体两侧或胸前，腹肌放松。检查器械及臀部垫单一人一换。

(4) 月经期、阴道出血时不做阴道检查。如必须检查时，检查者应给病人外阴消毒，检查时戴无菌手套，严格无菌操作。

(5) 无性生活者，行直肠—腹部诊查，禁做双合诊，禁用窥阴器。确需检查者，应与病人家属说明并经同意后方可检查。男医生检查时必须有女性第三者在场。

(6) 如病人腹直肌紧张，可边检查边与病人交谈，使其张嘴呼吸而使其腹肌放松。

2. 检查方法及步骤

(1) 外阴部检查：观察外阴发育、阴毛分布和浓稀情况；会阴部有无畸形、皮炎、溃疡、色素沉着或赘生物；阴蒂、尿道口周围黏膜色泽、有无赘生物；处女膜是否完整；会阴有无陈旧性瘢痕；有无阴道壁脱垂、子宫脱垂或尿失禁。

(2) 放置窥阴器：窥阴器两叶合拢，旋紧中部螺丝，放松侧部螺丝，用石蜡油润滑窥阴器两叶前端，若拟作宫颈细胞学检查或取阴道分泌物检查时，不应用润滑剂以免影响检查结果。检查者左手拇食指分开两侧小阴唇，暴露阴道口，右手持准备好的窥阴器避开尿道口周围斜行插入阴道口，沿阴道侧后壁缓慢插入阴道内，然后向上向后推进，边推进边将两叶转平，并逐渐张开两叶，直至完全暴露宫颈。固定窥阴器于阴道内。

(3) 检查阴道：旋松窥阴器侧部螺丝，旋转窥阴器，观察阴道前后壁、侧壁黏膜颜色，皱襞多少，有无畸形、裂伤、炎症、溃疡、囊肿，注意阴道分泌物的量、性状及气味。阴道分泌物异常时取标本送检。

(4) 检查宫颈：观察宫颈大小、颜色、外口形状、有无糜烂、撕裂、囊肿、息肉、肿瘤、赘生物，宫颈内有无出血、分泌物的量、性状、颜色。

(5) 取出窥阴器：宫颈阴道检查后放松侧部及中部螺丝，将两叶合拢，再旋紧窥阴器中部螺丝，缓慢退出。

3. 双合诊检查 即阴道、腹壁联合检查。主要检查阴道、宫颈、子宫、输卵管及宫旁组织。用右手戴好消毒手套，示、中两指涂润滑剂后，轻轻通过阴道口沿后壁放入阴道，检查阴道通畅度和深度，有无畸形、肿块、结节及阴道壁情况。触及宫颈大小、形态及宫颈外口情况，有无接触性出血及宫颈举痛；检查子宫时，将阴道内两指放在宫颈后方，左手掌心朝下手指平放在患者的腹部平脐处，当阴道内手指向上向前方抬举宫颈时，腹部手指往下往后按压腹壁，并逐渐移向耻骨联合部。通过内、外手指相互配合，可扪清子宫的大小、位置、形态、活动度、硬度以及有无压痛。检查附件时，将阴道内两指由宫颈后方移至一侧穹隆部，另一手自同侧下腹壁髂嵴水平开始，由上往下按压腹壁，与阴道内手指相互配合以触摸该侧子宫附件有无肿块、压痛、增厚等。同样方法检查对侧附件。

4. 三合诊检查 即腹部、阴道、直肠联合检查。检查者一手示指放入阴道，中指放入直肠内，另一手在腹部配合，多在双合诊后即进行。主要检查子宫位置及子宫后壁、直肠子宫陷凹、宫骶韧带、盆腔后壁、直肠阴道隔、骶骨前方及直肠内有无病变。

5. 直肠-腹部诊检查 检查者一手示指伸入直肠内，另一手在腹部配合，检查内容同双合诊和三合诊，适用于未婚女性或阴道闭锁不宜做双合诊者。

6. 盆腔检查结果记录

(1) 外阴：发育情况及婚产式，发现异常应详细描述。

(2) 阴道：是否通畅，黏膜情况，分泌物量、色、形状、气味。

(3) 宫颈：大小、硬度、有无柱状上皮异位、撕裂、息肉、腺囊肿、有无接触性出血，举痛及其他赘生物。

(4) 子宫：位置、大小、硬度、活动度、形态、有无压痛。

(5) 附件：两侧分别记录，有无肿块、增厚及压痛，有肿块者要记录其大小、位置、硬度、表面是否光滑、活动度，有无压痛，疼痛的性质及部位，与子宫及盆壁的关系。

7. 心理评估　病人对健康问题及医院环境的感知；病人对疾病有反应；病人的精神心理状态；家庭支持系统的应对能力等。

三、确定护理问题(或护理诊断)

通过对评估资料进行整理分析，确定病人存在的护理问题。整理资料时要注意核实主观资料，澄清含糊不清的资料，合理分类，找出异常和相关危险因素，确定合适的护理诊断或护理问题。

四、制定护理计划及护理措施

根据病人存在的护理问题的轻重缓急制定相应的护理计划，并按计划实施。

五、评价护理措施和治疗方法的效果

重新进行护理评估，护理措施实施后的效果，并重新确定护理问题。

【附：妇科病历资料评估表(仅供参考)】

姓名：　　年龄：　　籍贯：　　职业：　　民族：　　婚姻状况：

教育程度：　　　　家庭地址：

主诉：________________

现病史：________________

既往史：________________

平素健康状况：　良好　一般　较差____

传染病史：________________

预防接种史：________________

过敏史：无　有　过敏原：________临床表现：________

外伤史：________________

手术史：________________

系统回顾(有画√无画×阳性病史应在下面空行内填写发病时间及扼要诊疗经过)

呼吸系统　慢性咳嗽　咳痰　咯血　呼吸困难　胸痛

循环系统　心悸　活动性气短　下肢水肿　心前区痛　血压增高　晕厥

消化系统　食欲减退　反酸　嗳气　恶心　呕吐　腹胀　腹痛　便秘　呕血　黑便　便血　黄疸

泌尿生殖系统　腰痛　尿频　尿急　尿痛　排尿困难　血尿　尿量异常　夜尿　增多　浮肿

造血系统　乏力　头晕　眼花　牙龈出血　鼻出血　皮下出血　骨痛

内分泌与代谢　食欲亢进　食欲减退　多汗　畏寒　多饮　多尿　双手震颤　性格改变　显著肥胖　明显消瘦　毛发增多　色素沉着　性功能改变　闭经

肌肉骨骼系统　游走性关节痛　关节痛　关节红肿　关节变形　肌肉痛　肌肉萎缩

神经系统　头昏　头痛　眩晕　晕厥　记忆力减退　视力障碍　失眠　意识障碍　颤动　抽搐　瘫痪　感觉异常

个人史　出生地____从事何种工作　____地方病地区居住情况____

治游史________________

嗜烟(无　有　)约____年，平均____支/日。

戒烟(未　已　)约____年

嗜酒(无　偶有　经常　)约____年，平均____两/日____其他：

婚姻史　结婚年龄　________　配偶情况　________

月经及生育史　初潮____岁　每次持续____天　末次月经日期：____月______日

绝经年龄____岁　周期____天　经期(规则　不规则　)

痛经(无　有　)经量(少　一般　多　)

妊娠____次　顺产__次　流产____胎　早产____胎　死产____胎

难产及病情:________________

家族史(注意与患者现病有关的遗传病及传染性疾病)

父:健在　患病　________已故　死因______

母:健在　患病　________已故　死因______

兄弟姐妹:______________子女及其他:________

一、生理评估

全身检查:

体温______℃　脉搏______次/分　呼吸____次/分　血压____mmHg

一般状况:配合检查:合作　不合作

发育:正常　不良　超常

营养:良好　中等　不良　恶病质

面容:无病容　急性　慢性病容　其他(____)

表情(自如　痛苦　忧虑　恐惧　淡漠　)

体位:自主　半卧位　其他(______)步态:正常　不正常

神志:清楚　嗜睡　模糊　昏睡　昏迷　谵妄

皮肤黏膜　色泽:正常　潮红　苍白　发绀　黄染　色素沉着

皮疹　(类型及分布:__________)皮下出血　(类型及分布________)

毛发分布:正常　多毛　稀疏　脱落　(部位:____________)

温度与湿度:正常　冷　干　湿　弹性:正常　减退

水肿:(部位及程度:__________)肝掌

蜘蛛痣　(部位____数目____)其他:______________________

淋巴结　全身浅表淋巴结无肿大　肿大(部位及特点________)

头部　　头颅大小(正常　大　小　)畸形(无　尖颅　方颅　变形颅)

其他异常:压痛　包块　凹陷　其他　(部位:__________)

眼:眼睑:(正常　水肿　下垂　倒睫　)

结膜(正常　充血　水肿　出血　)巩膜:黄染(无　有　)

眼球:正常　凸出　凹陷　震颤　运动障碍(左　右　)

角膜:正常　异常(左　右　)

瞳孔:等圆　等大　不等　左____mm 右____m

对光反射:正常　迟钝(左　右　)消失(左　右　)其他:________

耳:耳廓:正常　畸形　耳前瘘管　其他:____(左　右　)

外耳道分泌物(无　有　左　右　性质____)乳突压痛(无　有　左　右　)

听力粗试障碍:无　有　(左　右　)

鼻:外形(正常　异常　)其他异常(无　有　)

鼻翼扇动　鼻塞　分泌物____鼻窦压痛:无　有　(部位______)其他____

口唇:红润　发绀　苍白　疱疹　皲裂　黏膜:正常　苍白出血点

腮腺导管开口:正常　异常　(肿胀　脓性分泌物　)

舌:正常　异常　(舌苔　伸舌震颤　向　左　右偏斜　)

齿龈:正常　肿胀　溢脓　出血　色素沉着　铅线

齿列:齐　缺牙—|—龋齿—|—义齿—|—

扁桃体:无肿大　咽:无充血　声音:正常　嘶哑

颈部　　抵抗感:无　有　颈动脉:搏动正常　增强　一侧减弱　(左　右　)

血管杂音

颈静脉:正常　充盈　怒张　气管:居中　偏移(向左　向右　)

肝颈静脉回流征:阴性　阳性

甲状腺:正常　肿大　度　对称__侧为主:弥漫性　结节性　质软　质硬

其他异常:无　有　(压痛　震颤　血管杂音　)

胸部　　正常　桶状胸　扁平胸　鸡胸　漏斗胸

膨隆或凹陷(左　右　)心前区膨隆　胸骨叩痛

乳房:正常对称　异常:左　右　(包块　压痛　乳头分泌物　)

肺　视诊:呼吸运动　正常　异常(　左　右　增强　减弱　)

肋间隙:正常　增宽　变窄　(部位:______________________________)

触诊:语颤:正常　异常　左　右　(增强　减弱　)

胸膜摩擦感:无　有　(部位:______________________________)

皮下捻发感:无　有　(部位:______________________________)

叩诊:正常清音　异常叩诊音　浊音　实音　过清音　鼓音　(部位____)

听诊:呼吸　规整　不规整　呼吸音:正常　异常

(性质、部位描写:_________________________________)

异常呼吸音:有　无　(描述______________________________)

语音传导:正常　异常:减弱　增强　(部位:__________________)

胸膜摩擦音:无　有　(部位:______________________________)

心　　视诊:心前区隆起:无　有　心尖搏动:正常　异常　增强　弥散

心尖搏动位置:正常　移位　(距左锁骨中线内　外　__________cm)

其他部位搏动:无　有　(部位:______________________________)

触诊:心尖搏动:正常　增强　抬举感　触不清

震颤:无　有(部位____时期____)心包摩擦感:无　有

叩诊:相对浊音界:正常　缩小　扩大(右____左____)

听诊:心率______次/分心律(齐　不齐　绝对不齐　)

额外心音:无　奔马律(舒张早期　收缩期前　重叠　)开瓣音　其他__________杂音:无　有

(描述强度、传导__________)

周围血管:无　异常血管征　枪击音　Duroziez 二重杂音　水冲脉

毛细血管搏动　脉搏短绌　奇脉　交替脉　其他________________

腹部:　　视诊:外形:正常　膨隆　蛙腹(腹围______cm)舟状　尖腹　胃型

肠型　蠕动波　腹式呼吸:存在　消失

脐:正常　凸出　分泌物(性质__________)

其他异常:无　有(腹壁静脉曲张　腹纹　手术瘢痕　疝　)

触诊:柔软　腹肌紧张　部位____压痛:无　有

反跳痛:无　有(部位__________)液波震颤:无　有

振水声:无　有　腹部包块:无　有(部位____大小__________)

特征描述:___________________________________

肝:未触及　可触及:大小______cm　剑突下__________cm

特征描述:___________________________________

胆囊:未触及　可触及:大小______cm　压痛:无　有

Murphy 征:阴性　阳性

脾:未触及　可触及:肋下______cm 特征描述:__________

肾:未触及　可触及:大小____硬度____压痛______移动度______

输尿管压痛点:无　有(部位___________)

叩诊:肝浊音界(存在　缩小　消失　)肝上界位于右锁骨中线____肋间

移动性浊音:无　有　肾区叩痛:无　有(左　右　)

听诊:肠鸣音　正常　亢进　减弱　消失　气过水声:无　有

血管杂音:无　有(部位:__________)

脊柱四肢:脊柱:正常　畸形　(侧　前　后凸　)棘突:压痛　叩痛　部位______

活动度:正常　受限

四肢:正常　异常　畸形　关节红肿　关节强直　肌肉压痛　肌肉萎缩

下肢静脉曲张　部位及特征:______

杵状指趾:无　有(部位__________)

神经系统:腹壁反射(正常　↓　○　)肌张力(正常　↑　↓　)

肌力(______级)肢体瘫痪:无　有(左　右　上　下　)

(符号:↑表示亢进　○表示消失　↓表示减弱)

病理征:无　有(________________________________)

二、专科情况

(一) 外阴检查

1. 畸形　水肿　炎症　溃疡　赘生物　肿块

2. 阴毛　多　少

3. 皮肤黏膜色泽　萎缩　增厚　变薄

4. 尿道口色泽________赘生物　肿块

5. 婚产类型　____________________

6. 阴道前壁膨出　阴道后壁膨出　子宫脱垂　尿失禁

(二) 阴道检查

宫颈:大小______颜色______外口形状____出血　糜烂　撕裂　外翻　腺囊肿　损伤　赘生物　畸形　接触性出血　举痛

宫颈管:出血　分泌物(性状______颜色______量______)

阴道前壁黏膜颜色______皱襞______其他___________

阴道分泌物:量_________性状______色泽_________气味___________

(三) 盆腔检查

子宫:位置____大小____硬度____活动度____压痛(有　无　)

附件:增厚　压痛　(左　右　)

肿物:位置______大小____硬度____表面____活动度____压痛(有　无　)

子宫与盆壁关系:____

三、心理社会评估

(一) 病人对健康问题及医院环境的感知

通过交谈观察,尽可能了解病人对健康问题的感受及认识程度。

(二) 病人对疾病有反应

评估病人是否过度紧张,有无恐惧心理等。

(三) 病人的精神心理状态

评估病人患病后有无焦虑、恐惧、悲哀等情绪变化。

【思考题】

妇科病人护理评估资料的收集方法和内容有哪些?

(刘　花)

第十二章　女性生殖系统炎症病人的护理

【见习要求】

(1) 通过临床见习，加深对本章理论知识的理解，进一步了解女性生殖系统的自然防御功能、常见的病原体及传播途径。

(2) 熟悉外阴阴道炎、慢性宫颈炎、慢性盆腔炎及淋病、尖锐湿疣的临床表现、处理原则。

(3) 掌握各种阴道炎、慢性宫颈炎、慢性盆腔炎及淋病、尖锐湿疣的护理要点，并学会应用护理程序对生殖系统炎症的病人进行护理。

【见习内容】

女性生殖系统炎症病人的护理。

【见习方法】

临床见习。教师指导或讲解生殖系统炎症患者病史收集的内容及要点；带领学生接触患者，收集病史；指导学生应用护理程序的方法，以讨论的方式进行护理评估、诊断、列出护理措施，教师点评。

第一节　外阴部炎症

一、外阴部炎症患者的病史收集的内容及要点

(一) 健康史

评估有无不良卫生习惯、不洁性生活史，有无宫腔内操作史；有无阴道分泌物、月经血、产后恶露、尿液、粪便的刺激；是否是尿瘘、粪瘘病人的尿液、粪便浸渍或糖尿病病人的尿糖浸渍；了解有无穿紧身化纤内裤、月经垫透气差使局部经常潮湿等诱因。

(二) 身体状况

1. 外阴炎　询问有无外阴皮肤瘙痒、疼痛、红肿、灼热感，检查局部充血水肿、糜烂、溃疡、湿疹、皲裂等。

2. 前庭大腺炎　多见于一侧发作，初期局部红肿、发热、压痛明显；脓肿形成时呈鸡蛋大小，表面发红，有波动感。前庭大腺囊肿直径＞6cm 时，外阴有坠胀或性交不适。

(三) 心理社会评估

未婚女性因害羞不愿到医院就诊；或因外阴局部不适而影响了日常工作与生活，出现无助感和疑虑、焦虑心理。

二、病　　例

王某，20 岁，未婚，人工流产术后 2 周，左侧外阴疼痛伴发热 5 天。体温 39℃，左侧大阴唇下 1/3 处明显肿胀，触及一个 5cm×4cm×3cm 大小肿块，触痛，有波动感。行脓肿切开引流术。病人害羞、行走不便、情绪低落、焦虑。综合以上资料，为该产妇确定主要的护理诊断或合作性问题，并制定相应的护理措施。

【护理评估】

(1) 有感染史,人工流产术后。

(2) 症状、体征明显:有外阴一侧疼痛的主诉,观察走路步态受限;体温升高。左侧大阴唇下 1/3 处肿胀,有触痛和波动感。均为前庭大腺脓肿的特征表现。

(3) 病人焦虑,情绪低落。

【护理诊断/问题】

1. 皮肤完整性受损 与外阴皮肤炎症有关。

2. 舒适改变 与外阴部疼痛、局部炎性刺激有关。

3. 知识缺乏 与缺乏预防和治疗知识有关。

4. 焦虑 与缺乏疾病知识有关。

【护理措施】

(1) 嘱病人卧床休息,给予心理支持。

(2) 按医嘱给予止痛剂、使用抗生素。

(3) 脓肿切开引流后,严密观察引流情况。外阴用 1∶5000 氯己定(洗必泰)棉球擦洗,每天 2 次。伤口愈合后,改用 1∶8000 呋喃西林溶液坐浴,每天 2 次。

(4) 注意观察体温变化,体温超过 39℃时给予物理降温,并做好记录。

(5) 向患者解释前庭大腺脓肿的病因及预防措施,解除患者精神顾虑,积极配合治疗。

(6) 健康教育:注意外阴清洁卫生,月经期、产褥期、人工流产术后禁止性交,经期使用消毒卫生巾预防感染。

第二节 阴道炎症

一、阴道炎症患者病史收集的内容及要点

(一) 健康史

(1) 评估有无感染史、不洁性生活史,有无宫腔内操作史,不良卫生习惯。

(2) 既往阴道炎病史、发作与月经周期的关系,此次疾病治疗的经过。

(3) 有无糖尿病病史,是否在妊娠期,是否接受过大剂量雌激素治疗或长期应用抗生素;有无卵巢功能衰退,雌激素水平低落等防御力降低的因素存在。

(二) 身体状况

1. 滴虫性阴道炎 典型症状是阴道分泌物增多伴外阴瘙痒,典型白带呈灰黄色、稀薄、泡沫状。妇科检查:阴道黏膜充血,严重时散在出血点。

2. 念珠菌性阴道炎 外阴、阴道奇痒,阴道分泌物增多;典型白带为白色干酪样或豆渣样。妇科检查:小阴唇内侧及阴道黏膜有白色膜状物覆盖,阴道黏膜充血,有小出血点或浅表溃疡。多见于孕妇、糖尿病、菌群失调者。

3. 老年性阴道炎 阴道分泌物增多及外阴瘙痒、灼热感。阴道分泌物稀薄,呈淡黄色,严重者呈血样或脓性白带。妇科检查:阴道皱襞消失,上皮菲薄,黏膜有小出血点或浅表溃疡,多见于绝经后老年妇女。

(三) 辅助检查

在低倍镜下找到滴虫或见白色念珠菌芽孢和菌丝,即可确诊。

(四) 心理社会评估

患者因外阴局部不适而影响工作、睡眠和性生活，常因反复发作久治不愈而烦恼，出现无助感和焦虑心理，有的病人由于局部疼痛常致心理不稳定，情绪低落。

二、病　　例

(一) 滴虫性阴道炎病例

康某，32 岁，已婚。阴道分泌物增多伴瘙痒 2 个月。有烧灼感，疼痛，性交痛，白带呈稀薄脓性，黄绿色，泡沫状，有臭味。检查见阴道黏膜充血，有散在出血点，后穹隆部有大量黄绿色分泌物，呈泡沫状，宫颈呈草莓状。阴道分泌物找到滴虫，因治疗效果不佳反复发作而心情郁闷，睡眠欠佳。根据病史、症状及实验室检查结果；为该患者确定主要的护理诊断或合作性问题，并制定相应的护理措施。

【护理评估】

1. 病史　有阴道炎病史，自用药物治疗，但反复发作。

2. 身体评估　外阴瘙痒，白带增多、呈黄色稀薄泡沫状。妇科检查：阴道黏膜充血，有散在出血点，后穹隆部有大量黄绿色分泌物。阴道分泌物涂片检查发现滴虫。

3. 心理社会评估　心情郁闷，睡眠欠佳。

【护理诊断/问题】

1. 组织完整性受损　与阴道炎症有关。

2. 舒适改变　与外阴、阴道瘙痒、疼痛、分泌物增多有关。

3. 知识缺乏　与缺乏预防和治疗滴虫性阴道炎知识有关。

4. 焦虑　与缺乏疾病知识有关。

【护理措施】

(1) 保持外阴清洁干燥，尽量避免外阴搔抓，以免引起皮肤感染。

(2) 治疗期间禁止性生活，内裤、浴盆浴巾应煮沸消毒 5～10 分钟，避免交叉或重复感染。

(3) 指导用药，告知病人阴道用药方法，如需阴道冲洗者先酸性药液冲洗阴道后再放药。经期暂停局部用药及坐浴。全身用药时观察用药反应，发现异常及时报告医生。

(4) 指导病人配合检查：告知病人在阴道分泌物检查前 24～48 小时避免性交、阴道灌洗或局部用药，取分泌物检查要及时送检并注意保暖。急性期和治疗过程中应禁止性生活。

(5) 强调治愈标准：滴虫性阴道炎常于月经后复发，应告知病人坚持用药。治疗后复查阴性时，于下次月经后继续治疗一个疗程，以巩固疗效。每次月经干净后复查白带，连续 3 次检查阴性才为治愈。

(6) 已婚者，性伴侣应同时治疗。

(7) 解释病因及预防措施，解除病人精神顾虑，积极配合治疗。

(8) 健康教育：禁止滴虫病人或携带者到公共游泳池游泳，浴盆浴巾应消毒。

（二）念珠菌阴道炎病例

林某，41岁，外阴瘙痒伴白带增多1周，白带呈豆渣状，灼痛，性交痛及尿急。检查见外阴潮红，水肿，有抓痕，阴道黏膜红肿，有白色膜状物附着，擦除后露出红色糜烂面。白带检查在低倍镜下见白色念珠菌芽孢和菌丝，病人因外阴剧痒导致睡眠障碍、精神焦虑痛苦。根据病史、症状及化验室检查结果；为该患者确定主要的护理诊断或合作性问题，并制定相应的护理措施。

【护理评估】

1. 病史 外阴瘙痒伴白带增多1周。

2. 身体评估 病人阴道分泌物的增多，呈豆渣状。妇科检查：外阴潮红，阴道黏膜发红，有白色膜状物附着，擦除后露出红色糜烂面。

3. 心理社会评估 外阴、阴道瘙痒，病人痛苦，影响睡眠。

4. 白带检查 在低倍镜下见白色念珠菌芽孢和菌丝。

【护理诊断】

1. 组织完整性受损 与阴道炎症有关。

2. 舒适改变 与外阴、阴道瘙痒、疼痛、分泌物增多有关。

3. 知识缺乏 与缺乏预防和治疗阴道炎的相关知识有关。

4. 焦虑 与缺乏疾病的相关知识有关。

【护理措施】

（1）加强卫生宣教，注意保持外阴清洁，勤换内裤，用过的内裤、盆、毛巾均应开水烫洗。

（2）给予心理支持，消除病人顾虑，积极配合治疗。告之病人发病的诱因。

（3）为了提高治疗效果，用2%～4%碳酸氢钠溶液坐浴或阴道冲洗，以改变阴道酸碱度。

（4）指导用药：告知病人各种剂型的阴道用药方法以及碱性药液冲洗阴道后再放药的原则。经期暂停局部用药及坐浴。

（5）鼓励病人坚持用药，不随意中断疗程。强调治愈标准：复查白带连续3次检查阴性才为治愈。

（6）治疗期间应避免性交，对有症状的性伴侣同时进行检查治疗，避免重复感染。

（7）健康教育：若有糖尿病应积极治疗，正确使用抗生素和雌激素，避免诱发念珠菌性阴道炎。

（三）老年性阴道炎病例

李某，57岁，绝经6年，外阴瘙痒灼热伴白带增多3个月。白带呈黄色水样物，偶呈脓血性，性交时疼痛明显。妇科检查见阴道黏膜皱襞消失，有散在小出血点；宫颈光滑，宫体稍小。由于局部不适导致睡眠欠佳，情绪不稳定，担心癌变。根据病史、症状及检查等；为该患者确定主要的护理诊断或合作性问题，并制定相应的护理措施。

【护理评估】

1. 病史 绝经史。

2. 身体评估 外阴瘙痒、灼热，白带增多，呈黄色水样物，偶呈脓血性。

3. 妇科检查 阴道黏膜皱襞消失，有小出血点。

4. 心理社会评估 忧虑、心情欠佳，担心癌变。

【护理诊断】

1. 舒适改变　与外阴瘙痒等有关。

2. 知识缺乏　与缺乏绝经期自我保健知识有关。

3. 有感染的危险　与局部分泌物增多、黏膜受损有关。

4. 焦虑　与担心癌变有关。

【护理措施】

(1) 用1%乳酸液或0.1%～0.5%醋酸液冲洗阴道，每日1次，以增加阴道酸度，抑制细菌生长繁殖。

(2) 给予雌激素制剂，可用0.5%己烯雌酚软膏放入阴道内，每日2次，以增加阴道抵抗力。

(3) 针对老年妇女思想较保守的情况，嘱其家属多予关心和协助，尽量满足病人治疗上的要求，鼓励和协助坚持治疗。

(4) 健康教育：做好宣传有关保健知识，使其掌握老年性阴道炎的预防措施和方法。告知绝经期妇女注意保持会阴部清洁，勤换内裤，严格按医嘱正确用药。

第三节　宫颈炎症

一、宫颈炎症患者病史收集的内容及要点

(一) 健康史

了解婚育史，有无流产、分娩或手术损伤宫颈后感染史。有无经期卫生不良、使用不洁的月经垫、不洁性生活史等诱因；有无感染、不孕的病史。并询问发病、病情演变及治疗情况。

(二) 身体状况

1. 症状　了解白带症状，有无白带增多伴腰骶部疼痛、下腹坠胀不适及不孕等表现。有无血性白带或性交后出血。

2. 体征　评估宫颈糜烂面积大小和程度，有无息肉、囊肿和肥大。

(三) 心理社会评估

了解病人是否有思想压力、焦虑、不安。因病程较长且易反复发作，甚至会影响生育或有癌变的可能，病人常表现出焦虑、精神抑郁、失眠等，精神负担加重，对治愈缺乏信心。

(四) 辅助检查

辅助检查如宫颈刮片或宫颈活检、B超检查、腹腔镜检查等。

二、病　　例

单某，女性，G_3P_1，30岁，因阴道分泌物增多伴性交后出血2个月而就诊。下腹、腰骶部酸痛，白带量多偶呈血性。8年前顺产一健康男婴，曾做过2次人工流产。妇科检查见宫颈中度糜烂，大量淡黄色分泌物从宫颈管流出。双侧附件未见异常，淋球菌和衣原体检查阴性，宫颈刮片未见癌细胞。病人不知道自己患何病，更不了解如何治疗和预防，担心癌变，感到恐慌，焦虑不安。根据病史、症状及化验室检查结果；为该患者确定主要的护理诊断或合作性问题，并制定相应的护理措施。

【护理评估】

1. 病史　婚育史：G_3P_1、阴道分娩史，人工流产手术史。

2. 身体评估

(1) 症状：性交后出血白带多，偶呈血性，伴下腹、腰骶部酸痛2个月。

(2) 体征：宫颈中度糜烂，大量淡黄色分泌物。

3. 辅助检查　阴道分泌物涂片、宫颈刮片。

4. 心理社会评估　担心癌变，思想压力大，恐慌、焦虑不安。

【护理诊断】

1. 舒适改变　与白带增多、下腹、腰骶部酸痛等有关。

2. 知识缺乏　与缺乏相关知识有关。

3. 有感染的危险　与局部分泌物增多、黏膜受损有关。

4. 焦虑　与担心癌变有关。

【护理措施】

1. 物理治疗的护理

(1) 术前护理：在接受治疗前，应向患者说明治疗事项，先常规做宫颈刮片检查以排除癌变，治疗时间为月经干净后3～7天内。

(2) 术后护理：术后保持外阴清洁，每日清洗外阴2次，禁止性交、盆浴及阴道灌洗2个月。告知患者治疗后均有多量分泌物流出，术后1～2周脱痂时可有少量血水或少许流血，若出血量多时需就医，可局部用止血粉或压迫止血。于术后2个月复查，未痊愈者可择期作第二次治疗。

2. 健康教育　向病人传授预防疾病的知识，注意个人卫生，每天清洗外阴、更换内裤，着棉制内裤；指导妇女定期做妇科检查，发现宫颈炎应积极治疗。

3. 心理护理　倾听患者主诉，耐心解答患者提问，鼓励患者积极配合治疗。

第四节　慢性盆腔炎

一、慢性盆腔炎性疾病患者病史收集的内容及要点

(一) 健康史

有无急性盆腔炎病史，慢性盆腔炎多因急性盆腔炎治疗不彻底或机体抵抗力低下病情迁延所致。

(二) 身体评估

1. 症状　患者常感下腹部坠胀、隐痛及腰骶部酸痛，在劳累、月经前后、性交后加重；可有明显月经改变，如月经过多逐渐转为月经稀少或闭经不孕等。部分病人可有低热、乏力和神经衰弱症状。

2. 体征　子宫多呈后位且活动受限或粘连固定；若为输卵管炎，子宫一侧或双侧可触及条索状增粗有轻压痛的输卵管。若为输卵管积水，可触及边界不清、活动性差、不规则囊性肿物。实验室及其他检查：B超检查、腹腔镜检查等。

(三) 心理及社会反应

因病程较长且易反复发作，甚至会影响生育，病人常表现出焦虑、精神抑郁、失眠等，精

神负担重，对治愈缺乏信心。

二、病　　例

华某，女，38岁，下腹部、腰部隐痛3年，月经前加重伴低热乏力5天。体温38.2℃。G_3P_0，曾行3次人工流产，4年来未避孕一直不孕。盆腔检查：子宫后位、宫体稍大，压痛，活动受限，宫旁两侧触及增粗的条索状物。病人因病程长、反复发作而焦虑，失眠、精神抑郁，担心日后不孕而悲观，甚至丧失治疗信心。

【护理评估】

1. 病史　有人工流产史。

2. 身体评估

(1) 症状：低热，下腹部腰部隐痛，月经前加重，不孕。

(2) 体征：子宫后位、有压痛，活动受限，宫旁两侧及增粗的条索状物。

3. 心理社会评估　焦虑，失眠，精神抑郁；担心不孕而悲观，丧失治疗信心。

【护理诊断】

1. 舒适的改变　与下腹部疼痛，盆腔淤血粘连等有关。

2. 焦虑　与疗效不佳、日后不孕有关。

【护理措施】

(1) 心理护理：耐心倾听病人诉说，向病人解释引起疼痛的原因及其缓解方法。解除病人思想顾虑，增强治疗信心。同病人及其家属共同探讨适合于个人的治疗方案，取得家人的理解和帮助，减轻病人的心理压力。

(2) 进食高营养食物，增强机体抵抗力。

(3) 减轻不适，必要时按医嘱用镇静止痛药物缓解病人不适。

(4) 手术护理，对需要接受手术者提供手术前后的常规护理。

(5) 健康教育

1) 指导病人保持良好的个人卫生习惯，尤其注意月经期、产褥期卫生。

2) 增加营养，积极锻炼身体，注意劳逸结合，遵医嘱执行治疗方案。

【思考题】

(1) 女性生殖系统的自然防御功能有哪些？

(2) 怎样做好阴道炎患者的健康教育？

(3) 慢性子宫颈炎的病理变化有哪几种？宫颈糜烂应如何分度和分型？

（刘琼玲）

第十三章　月经失调病人的护理

第一节　功能失调性子宫出血

【见习要求】

(1) 通过临床见习，加深对本节理论知识的理解，了解功能失调性子宫出血发生原因。

(2) 熟悉功能失调性子宫出血的临床表现及诊断。

(3) 掌握对功能失调性子宫出血妇女的护理要点和措施。

【见习内容】

功能失调性子宫出血。

【见习方法】

临床见习。教师指导或讲解前功能失调性子宫出血病史收集的内容及要点；带领学生接触患者，收集病史；指导学生提出护理措施，教师点评。

一、功能失调性子宫出血病人的护理评估

（一）病史评估

询问病人年龄、月经史、避孕措施、既往史、有无慢性疾病。了解病人发病期有无精神紧张、过度劳累及环境改变等引起月经紊乱的诱发因素。回顾发病经过如发病时间、目前流血情况、流血前有无停经史及诊治经历、所用激素名称和剂量、效果、诊刮的病理结果。询问有无贫血和感染征象。

（二）身体评估

观察精神和营养状态，有无肥胖、贫血貌、出血点、紫癜等。体格检查淋巴结、甲状腺、乳房发育情况，进行腹部触诊。

（三）诊断检查

诊断检查如妇科检查、诊断性刮宫、子宫镜检查、基础体温测定、宫颈黏液结晶检查、阴道脱落细胞涂片检查、激素测定等。

二、病　　历

刘某，20岁，未婚，有性生活史，经期长经量多20天，头昏眼花伴全身乏力3天。体温36.4℃，脉搏106次/分，呼吸18次/分，血压80/50mmHg。全身皮肤黏膜、眼睑、指甲床苍白，精神差。阴道检查见阴道内有暗红色血液流出，量多，宫颈、子宫、附件无异常。血常规 WBC 3.7×10^9/L，RBC 2.1×10^{12}/L，Hb 57g/L，PLT 435×10^9/L，HCT 17%。综合以上资料，为该患者确定主要的护理诊断或合作性问题，并制定相应的护理措施。

【护理诊断/问题】

1. 有晕倒的危险　与出血过多有关。

2. 有感染的危险　与子宫不规则出血、出血量多导致严重贫血，机体抵抗力下降有关。

3. 焦虑　与知识缺乏有关。

4. 疲乏　与子宫异常出血导致的继发性贫血有关。

5. 舒适的改变　与子宫不规则出血、月经紊乱导致的工作、学习不方便有关；与性激素治疗的副反应有关。

【护理措施】

(1) 指导卧床休息，保持充足的睡眠，防止体力消耗过多。

(2) 维持正常血容量，观察并记录病人的生命体征、出入量，住院病人保留出血期间使用的会阴垫及内裤，以便更准确地估计出血量。出血量较多者，督促其卧床休息，避免过度疲劳和剧烈活动。严重贫血者，遵医嘱做好配血、输血、止血措施，执行治疗方案。

(3) 补充营养：病人体质往往较差，应加强营养，改善全身情况，可补充铁剂、维生素 C 和蛋白质。

(4) 预防感染：严密观察与感染有关的征象，如体温、脉搏等，监测白细胞计数和分类，做好会阴护理，保持局部清洁。如有感染征象及时与医师联系并遵医嘱进行抗生素治疗。

(5) 加强心理护理

1) 鼓励病人表达内心感受，耐心倾听病人的诉说，了解病人的疑虑。

2) 向病人解释病情及提供相关信息，帮助病人澄清问题，解除思想顾虑。

(6) 指导病人遵医嘱正确使用性激素。

【思考题】

(1) 功能失调性子宫出血的分类及临床表现是什么？

(2) 功能失调性子宫出血的护理要点是什么？

第二节　闭　　经

【见习要求】

(1) 通过临床见习，加深对本节理论知识的理解，了解闭经发生的原因。

(2) 熟悉闭经的临床表现及诊断。

(3) 掌握对闭经妇女的护理要点和措施。

【见习要求】

闭经妇女的护理。

【见习要求】

临床见习。教师指导或讲解闭经妇女病史收集的内容及要点；带领学生接触患者，收集病史；指导学生提出护理措施，教师点评。

一、闭经妇女病史收集的内容及要点

(一) 病史

详细询问月经史，特别注意询问闭经时间及伴随症状，发病期有无引起闭经的诱因如精神因素、环境改变、各类疾病及用药影响等。

（二）身心状况

注意观察病人的精神状态、营养、全身发育状况，测量身高、体重，检查内外生殖器和第二性征发育情况。

（三）诊断检查

诊断检查如妇科检查、子宫功能检查、卵巢功能检查、垂体功能检查。

二、病　　历

徐某，31岁，上环2年，停经8个月。体温37.3℃；呼吸17次/分，脉搏78次/分，血压119/80mmHg；妇科检查见子宫前位，大小正常，活动好，双侧附件无异常。尿HCG(－)，性激素六项正常，B超提示：子宫前位，正常大小，宫腔回声均匀，子宫内膜厚5mm，宫内节育器位置正常。综合以上资料，为该患者确定主要的护理诊断或合作性问题，并制定相应的护理措施。

【护理诊断/问题】

1. 焦虑　与知识缺乏有关。

2. 功能障碍型悲哀　与担心丧失女性形象有关。

3. 自尊紊乱　与自我否定，对自我能力的评价和感觉消极有关。

【护理措施】

(1) 鼓励病人加强锻炼，提供足够的营养，保持标准体重，增强体质。

(2) 指导合理用药：说明性激素的作用、副反应、剂量、具体用药方法、时间等问题。

(3) 向病人提供诊疗信息，帮助其澄清一些观念，缓解病人的心理压力。

(4) 鼓励病人与同伴交往，参与力所能及的社会活动，保持心情舒畅，正确对待疾病。

(5) 加强心理护理：建立良好的护患关系，鼓励病人表达自己的感情，对健康问题、治疗和预后提出问题。

【思考题】

(1) 闭经的分类及原因是什么？

(2) 闭经的护理要点有哪些？

第三节　痛　　经

【见习要求】

(1) 通过临床见习，加深对本节理论知识的理解，了解痛经发生原因。

(2) 熟悉痛经临床表现及诊断。

(3) 掌握对痛经妇女护理要点和措施。

【见习内容】

痛经。

【见习方法】

临床见习。教师指导或讲解痛经病史收集内容及要点；带领学生接触患者，收集病史；指导学生提出护理措施，教师点评。

一、痛经妇女病史收集的内容及要点

(一) 病史

了解病人年龄、月经史与婚育史，询问与诱发痛经相关因素，疼痛与月经的关系，疼痛发生时间、部位、性质及程度，是否服用止痛药缓解疼痛，用药量及持续时间，疼痛时伴随症状以及自觉最能缓解疼痛的方法和体位。

(二) 身心状况

一般妇女对痛经不适多能耐受，不适反应应因人而异。疼痛阈低者，对疼痛较为敏感，反应强烈，除痛经还可产生一些其他身体不适。往往会使病人有意识或无意识怨恨自己是女性，认为来月经倒霉、痛苦，甚至出现神经质性格。

(三) 诊断检查

诊断检查如超声检查、腹腔镜检查等。

二、病　　例

金某，女，20岁，痛经5年，初潮13岁，周期5～6/28～30天，经期第1天疼痛剧烈，需服镇痛药并卧床休息，第2、3天缓解，影响日常生活，有性生活史。体温37℃，呼吸18次/分，脉搏80次/分，血压85/55mmHg；面色苍白，出冷汗。妇科检查见子宫后位，常大，质中，无压痛，活动可，双附件区未触及异常。B超提示：子宫附件未见异常。综合以上资料，为该患者确定主要的护理诊断或合作性问题，并制定相应的护理措施。

【护理诊断/问题】

1. 疼痛　与月经期子宫收缩，刺激痛觉神经元有关。

2. 焦虑　与知识缺乏有关。

3. 恐惧　与长时期痛经造成的精神紧张有关。

4. 睡眠形态态紊乱　与痛经有关。

【护理措施】

1. 缓解症状

(1) 腹部局部热敷和进食热的饮料如热汤或热茶。

(2) 执行医嘱。指导病人按医嘱使用药物，可以有效地治疗原发性痛经，如口服避孕药和前列腺素合成酶抑制剂。

(3) 应用生物反馈法：增加病人的自我控制感，使身体放松，以解除痛经。

(4) 服用止痛剂：每次经期习惯服用止痛剂者，则应防止药物依赖性和成瘾。

2. 健康教育

(1) 经期保健的教育工作，包括注意经期清洁卫生，经期禁止性生活，加强经期保护，预防感冒，注意合理休息和充足睡眠，加强营养。

(2) 重视精神心理护理，关心并理解病人的不适和恐惧心理，阐明月经期可能出现一些生理反应如小腹坠胀和轻度腰酸，讲解有关痛经的生理知识，疼痛不能忍受时提供非麻醉性镇痛治疗。

【思考题】

(1) 痛经的护理原则是什么？

(2) 如何对痛经患者进行健康教育？

第四节　经前期综合征

【见习要求】

(1) 通过临床见习，加深对本节理论知识的理解，了解经前期综合征发生原因。

(2) 熟悉经前期综合征临床表现及诊断。

(3) 掌握对经前期综合征妇女护理要点和措施。

【见习内容】

经前期综合征。

【见习方法】

临床见习。教师指导或讲解经前期综合征病史收集内容及要点；带领学生接触患者，收集病史；指导学生提出护理措施，教师点评。

一、经前期综合征患者的病史收集的内容及要点

(一) 病史

评估病人生理、心理方面疾病史，既往妇科、产科等病史，排出精神病及心、肝、肾等疾病引起的浮肿，不在经前发生但在经前加重疾病如偏头痛、子宫内膜异位症等都不属于经前期综合征。

(二) 身心状况

患者在月经前7～14天，出现相应的身体症状，如乳房胀痛不适、浮肿、体重增加、腹胀、疲劳、腰背疼痛、头痛等。心理方面症状包括紧张、焦虑、沮丧、不安、情绪起伏不定等，严重者出现自杀等行为。

(三) 诊断检查

全身检查有浮肿体征，但妇科检查常无异常。必要时配合相关检查以排出心肝肾等疾病引起浮肿。

二、病　　例

杨某，女，35岁，反复周期性全身不适8年，加重2年。经期前一周出现头痛、乳房胀痛、腹部胀满、肢体浮肿、体重增加、运动协调功能减退，性欲改变、易怒、焦虑、抑郁、情绪不稳定、疲乏、思想不集中、工作效率低、意外事故倾向，月经来潮后症状迅速减轻至消失。妇科检查未发现异常。综合以上资料，为该患者确定主要的护理诊断或合作性问题，并制定相应的护理措施。

【护理诊断/问题】

1. 焦虑　与周期性经期出现不适症状有关。

2. 体液过多　与雌雄激素比例失调有关。

3. 疼痛　与精神紧张有关。

【护理措施】

1. 指导饮食　饮食均衡，有水肿者限制盐分、糖分、咖啡因、酒精，多摄取富含维生素

B_6的食物，如猪肉、牛奶、蛋黄和豆类食物。

2. 加强锻炼和运动 鼓励病人进行有氧运动如舞蹈、慢跑、游泳等运动，对于肌肉张力有镇定的作用。

3. 应对压力的技巧 如腹式呼吸、渐进性肌肉松弛等。

4. 健康教育 向病人及家属讲解原因，识别诱发因素和目前处理措施，指导病人记录月经周期，帮助病人获得家人的支持，增加女性自我控制的能力。

5. 指导使用药物

【思考题】

(1) 经前期综合征患者的主要表现有哪些?

(2) 经前期综合征患者的护理要点有哪些?

第五节 围绝经期综合征

【见习要求】

(1) 通过临床见习，加深对本节理论知识的理解，了解围绝经期综合征发生的原因。

(2) 熟悉围绝经期综合征的临床表现及诊断。

(3) 掌握对围绝经期综合征妇女的护理要点和措施。

【见习内容】

围绝经期综合征。

【见习方法】

临床见习。教师指导或讲解围绝经期综合征病史收集的内容及要点；带领学生接触围绝经期妇女，收集病史；指导学生提出护理措施，教师点评。

一、围绝经期综合征病史收集的内容及要点

(一) 病史

对已婚40～55岁的妇女，月经增多或不规则阴道出血者，必须详细询问并记录病史，包括月经史(月经周期，经量改变)，生育史，肝病，有无高血压，及内分泌疾病等。

(二) 身心状况

表现为月经紊乱、潮热出汗、情绪不稳定等，并进行全身状况的体格检查，如皮肤、毛发改变，乳房萎缩、下垂等，并排除器质性病变。

(三) 诊断检查

诊断检查如妇科检查、血常规、血小板计数、出凝血时间、脑电图及血脂检查、尿常规、宫颈刮片、分段性诊刮等。

二、病　　例

李某，45岁，停经半年出现失眠、夜间出汗、时有心悸、注意力不集中、易怒、记忆力减退；反复尿频尿急、阴道不适、性欲减退。体温37℃，呼吸18次/分，脉搏86次/分，血压130/80mmHg；妇科检查见宫颈子宫稍萎缩，双侧附件未触及异常。综合以上资料，为该患者确定主要的护理诊断或合作性问题，并制定相应的护理措施。

【护理诊断/问题】

1. 焦虑 与围绝经期内分泌改变、家庭和社会环境改变、个性特点、精神因素等有关。

2. 自我形象紊乱 与月经紊乱、出现精神和神经症状等围绝经期症候群有关。

3. 有感染的危险 与内分泌改变、局部抵抗力低下有关。

4. 疼痛 与痛经有关。

【护理措施】

(1) 向围绝经期妇女及其家属讲解绝经是一个生理过程，绝经发生的原因及绝经期前后身体将发生的变化，消除其恐惧心理，做好心理准备。

(2) 介绍减轻绝经期前后症状的方法，以及预防围绝经期综合征的措施。如适当摄取钙质和维生素 D，规律运动等。

(3) 建立妇女围绝经期门诊，提供咨询、指导和加强护理。

(4) 通过语言、表情、态度、行为等去影响围绝经期妇女的认识、情绪和行为，使护患双方发挥积极性，相互配合，达到缓解症状的目的。

(5) 使其家属了解绝经期妇女可能出现的症状并给予同情、安慰和鼓励。

(6) 指导用药：帮助病人了解用药目的、药物剂量、适应证、禁忌证、用药时可能出现的反应等。激素替代治疗必须在专业医师指导下进行，督促长期使用性激素者接受定期随访。

【思考题】

(1) 围绝经期的定义及主要表现是什么?

(2) 围绝经期妇女的护理包括哪些?

(吴瑜瑜　蔡文智)

第十四章　妊娠滋养细胞疾病病人的护理

第一节　良性滋养细胞疾病病人的护理

【见习要求】

(1) 通过临床见习，加深对本节理论知识的理解，了解良性滋养细胞疾病的病理变化。

(2) 熟悉良性滋养细胞疾病的临床表现及诊断。

(3) 掌握对良性滋养细胞疾病病人的护理要点。

【见习内容】

良性滋养细胞疾病病人的护理。

【见习方法】

临床见习。教师指导或讲解良性滋养细胞疾病病人病史收集的内容及要点；带领学生接触患者，收集病史；指导学生应用护理程序的方法，以讨论方式进行护理评估、诊断，列出护理措施，教师点评。

一、良性滋养细胞疾病病史收集的内容及要点

1. 健康史　采集孕产史及家族史，了解以往妊娠、生育及月经情况；有无滋养细胞疾病家族史；此次怀孕后早孕反应情况，出现阴道流血的时间及血量，有无组织物排出及腹痛。

2. 身体状况

(1) 症状：停经2～4个月后(平均为孕12周)发生不规则阴道流血，血中可出现水泡状物。妊娠早期可出现剧吐；子宫迅速增大可出现胀痛；宫内出血，刺激子宫收缩引起腹痛；卵巢黄素化囊肿急性扭转或破裂时可出现急性腹痛。

(2) 体征：子宫异常增大与正常妊娠相应月份不相符，质地极软；妊娠超过20周大小时，扪不到胎体，听不见胎心；双侧卵巢黄素化囊肿。

3. 心理社会状况　患者和家属可有不安，担心此次妊娠结局对今后生育有无不良影响，并表现出对清宫手术的恐惧和担心。

4. 辅助检查

(1) 血和尿的绒毛膜促性腺激素(HCG)测定：葡萄胎时，因滋养细胞高度增生，产生大量HCG，其HCG水平高于正常妊娠相应月份正常值。

(2) B超检查：可见增大宫腔内充满弥漫分布的光点和小囊样无回声区，仪器分辨率低时呈粗点状或落雪状图像，测不到胚胎及胎盘，常测到双侧或单侧卵巢黄素囊肿。

(3) 多普勒胎心测定：无胎心音，仅能听到子宫血流杂音。

二、病　例

李某，29岁，停经2个月，阴道不规则流血1天。体温36.8℃，血压110/75mmHg，呼吸18次/min，脉搏73次/min，妇科检查见子宫如孕90天大小，双附件未触及异常。尿蛋白(—)，尿HCG值(+)；B超提示：子宫增大如孕3个月大小，未探及妊娠囊及胎心管搏动，宫腔内充满雪花状回

声。综合以上资料，为该患者确定主要的护理诊断或合作性问题，并制定相应的护理措施。

【护理诊断/问题】

1. 恐惧 与葡萄胎对健康的威胁及将要接受清宫手术有关。

2. 功能障碍性悲哀 与对分娩的期望得不到满足及对将来妊娠担心有关。

3. 有感染的危险 与长期阴道流血、贫血造成免疫力低下有关。

【护理措施】

1. 心理护理 详细评估病人对疾病的心理冲突程度及对接受治疗的心理准备，通过护理活动与病人建立良好的护患关系，鼓励其表达哀伤，接受现实。向病人讲解有关疾病知识和清宫手术的过程，以消除顾虑和恐惧，增强信心。

2. 严密观察病情 密切监测生命体征，观察腹痛及阴道流血情况，评估出血量及排出物的性质。一旦发现有水泡状组织物要送病理检查。

3. 配合治疗 清宫前应建立静脉通道，配血备用，作好各种应急抢救的药品和物品准备，如清宫术引起大出血、子宫穿孔等情况的抢救。需要预防性化疗者，按化疗病人护理。

4. 健康及随访指导 指导患者进食高蛋白、高维生素、易消化饮食，适当活动，保证充足睡眠。每次刮宫后禁止性生活一个月，保证外阴清洁，防止感染。手术后定期随访，一般为葡萄胎清宫术后每周随访一次血、尿 HCG 直至连续 3 次正常，以后每个月检查一次，持续至少半年，半年后改为三个月一次，一年后每半年一次，直至两年；随访血、尿 HCG 同时应注意月经是否规则，有无异常阴道出血，有无咳嗽、咯血及其他转移灶症状。葡萄胎病人随访期间应严格避孕 1 年，首选避孕套，以免服药或上环引起流血与葡萄胎恶变难以鉴别。

【思考题】

葡萄胎清宫术后病人如何随诊？

第二节 恶性滋养细胞疾病病人的护理

【见习要求】

(1) 通过临床见习，加深对本节理论知识的理解，了解妊娠滋养细胞肿瘤的病理变化。

(2) 熟悉妊娠滋养细胞肿瘤的临床表现及诊断。

(3) 掌握对妊娠滋养细胞肿瘤病人的护理要点。

【见习内容】

妊娠滋养细胞肿瘤病人的护理。

【见习方法】

临床见习。教师指导或讲解妊娠滋养细胞肿瘤病人病史收集的内容及要点；带领学生接触患者，收集病史；指导学生应用护理程序的方法，以讨论的方式进行护理评估、诊断，列出护理措施，教师点评。

一、妊娠滋养细胞肿瘤病人病史收集的内容及要点

(一) 健康史

患者的既往史及家族史，包括滋养细胞疾病史；葡萄胎第一次刮宫的时间，水泡大小、吸出组织物的量，清宫次数及清宫后阴道流血的量、性质、时间，子宫复旧情况；血、尿 HCG

定量监测值等随访资料；询问有无转移的症状以及药物过敏史等。

(二) 身体状况

1. 症状 葡萄胎清除后出现不规则阴道流血。绒癌还可发生在产后、流产后，出血量多少不定。如已发生转移，则可出现转移灶的一些症状，如肺转移可出现胸痛、咳嗽、咯血；脑转移可出现头痛、恶心、呕吐等症状。

2. 体征 检查时子宫复旧不佳，如肿瘤穿破子宫则有腹腔内出血及腹痛；因黄素囊肿、增大的子宫血肿，可形成腹部包块；转移灶表现：①肺转移：胸部X线检查可见片状、棉球状、结节状阴影；②阴道转移：可见阴道黏膜有紫蓝色结节；③脑转移：可出现偏瘫、昏迷等颅内压增高症状；④肝、肾、消化道转移：病灶小不易被发现，若病灶破裂，则相应脏器发生出血。

(三) 心理社会状况

患者及家属可能会担心孕妇的安危，是否需进一步治疗、此次妊娠对今后生育的影响，并表现出不适、焦虑与恐惧感，担心疾病的预后，害怕化疗。

(四) 辅助检查

1. 绒毛膜促性腺激素（HCG）测定 患者往往在葡萄胎排空后9周以上或流产、足月产、异位妊娠4周以上，血、尿HCG测定持续阳性或一度阴性后又转阳性。排除妊娠物残留或再次妊娠，结合临床表现，可诊断为滋养细胞肿瘤。

2. 胸部X线 为常规检查。典型肺转移者为棉球状明影，亦可显示片状阴影。

3. 妇科检查 子宫大于停经月份，较软，腹部检查扪不到胎体。发生外阴、阴道、宫颈转移时，局部可见紫蓝色结节。

4. B超检查 协助诊断宫内滋养细胞肿瘤病灶。宫壁显示局灶性或弥漫性强光点或光团与暗区相间的蜂窝样病灶。

5. 组织学诊断 在子宫肌层或子宫外转移灶中可见绒毛或退化的绒毛阴影，为侵蚀性葡萄胎；仅见大量的滋养细胞和坏死出血，未见绒毛结构者，为绒癌。

二、病　　例

> 金某，26岁，葡萄胎清宫术后3个月后出现阴道不规则流血，尿妊娠试验持续阳性3周（术后20天尿妊娠试验转阴）。体温36.8℃，血压130/75mmHg，脉搏74次/分；呼吸20次/分；妇科检查见双侧附件区可触及一鹅卵大小包块，压痛；B超提示：双侧附件区囊性肿物、盆腔积液；胸片提示肺部有转移灶。综合以上资料，为该患者确定主要的护理诊断或合作性问题，并制定相应的护理措施。

【护理诊断/问题】

1. 潜在并发症 与肺转移、阴道转移、脑转移有关。

2. 角色作用改变 与较长时间住院及化疗有关。

3. 恐惧 与接受化疗有关。

4. 活动无耐力 与腹痛、存在转移灶及化疗副作用有关。

【护理措施】

1. 心理护理 评估病人及家属对疾病的心理反应，了解病人既往应对应激情况的应对方式，指导其有效地应对目前状态的方式。住院接待者向其介绍病区环境。减轻病人的陌生和恐惧感。向病人及家属提供医疗及护理信息，帮助他们树立治愈的信心。鼓励病人诉说心理痛苦及失落感，促使接受现实。提供有关化疗，护理信息，以减少顾虑、无助感。主动听取病人及家属的意见，以了解对有关治疗进展和预后的真实想法。经常给予可帮助病人减轻恐惧心理的言语进行安慰。

2. 严密观察病情 严密观察腹痛及阴道流血情况，记录出血量，流血多时除密切观察生命体征外，配合医师作好抢救工作，必要时做好手术准备。认真观察转移灶症状，发现异常立即通知医师。

3. 做好治疗配合 化疗者按化疗护理，手术治疗者按腹部手术前后护理。

4. 肺转移病人的护理

(1) 卧床休息，减轻病人消耗，有呼吸困难者给予半卧位，并吸氧。

(2) 治疗配合，按医嘱给予镇静剂及化疗药物。

(3) 大量咯血时有窒息、休克甚至死亡的危险，如发现应立即给予病人头低患侧卧位并保持呼吸道通畅，轻击背部，以助排除积血，同时迅速通知医师，配合医生进行止血抗休克治疗。

5. 健康教育 告诉病人和家属随访的重要性和时间、内容等。

【思考题】

(1) 妊娠滋养细胞肿瘤病人化疗后如何护理？

(2) 妊娠滋养细胞肿瘤病人出现阴道转移时应如何护理？

第三节　化疗病人的护理

【见习要求】

(1) 通过临床见习，加深对本节理论知识的理解，了解化疗病人的常用药物种类。

(2) 熟悉化疗病人的常用药物毒副反应。

(3) 掌握对化疗病人的护理要点。

【见习内容】

化疗病人的护理。

【见习方法】

临床见习。教师讲解化疗病人病史收集内容及要点；带领学生接触患者，收集病史；指导学生应用护理程序的方法，以讨论方式进行护理评估、诊断，列出护理措施，教师点评。

一、化疗病人病史收集的内容及要点

(一) 健康史

患者既往史，尤其是化疗史及药物过敏史；病人的肿瘤史，包括肿瘤发病时间、治疗方法、效果、目前身体状况等。详细询问化疗的时间、次数、是否出现药物毒副反应等。

(二) 身体状况

1. 症状 消化系统损害最常见为恶心、呕吐，多数在用药后 2～3 天开始，5～6 天后达高峰，多在停药后逐步好转；呕吐严重时可造成电解质紊乱，可有腹胀、乏力、精神淡漠及痉挛；出现皮疹的患者严重时可出现剥脱性皮炎。

2. 体征 造血系统损害表现为外周血白细胞和血小板计数减少；药物性毒性表现为血

转氨酶值升高;神经系统损害表现为指趾端麻木,复视。

(三) 心理社会状况

患者对化疗的副反应有恐惧心理,了解患者对化疗的感受,可表现出不适、焦虑与恐惧感,担心疾病的预后。

(四) 辅助检查

1. 用药前检查白细胞计数,为用药提供依据 白细胞计数低于 $4.0\times10^9/L$ 的患者不能进行化疗。用药过程中监测白细胞数,如低于 $3.0\times10^9/L$ 应考虑停药。

2. 监测血常规、尿常规、肝肾功能 以了解化疗药物对个体的毒性反应,化疗前如有异常则暂缓进行治疗。

二、病 例

> 韦某,23 岁,因侵蚀性葡萄胎进行化学治疗。用药后出现恶心、呕吐等症状;检查:血压 100/65mmHg,脉搏 87 次/分,白细胞 $3.9\times10^9/L$,血转氨酶 67U/L;心理社会评估:该患者经济状况一般,担心化疗的治疗效果不佳,认为化疗的副作用太大。综合以上资料,为该患者确定主要的护理诊断或合作性问题,并制定相应的护理措施。

【护理诊断/问题】

1. 营养失调 低于机体需要量,与化疗所致的消化道反应有关。

2. 有感染危险 与化疗所致白细胞减少,癌症长期慢性消耗,致机体抵抗力低下有关。

3. 焦虑和恐惧 与缺乏化疗的相关知识有关。

【护理措施】

1. 心理护理 与病人建立良好的护患关系,以取得信任。向病人和家属提供有关化疗正确的信息,鼓励病友间交流,分享感受,促进病人克服化疗副反应,减轻恐惧和焦虑,鼓励病人克服化疗不良反应。与家属联系,取得家属配合,给病人爱和关心。

2. 健康指导 向病人讲解化疗护理的常识,鼓励病人少食多餐,每次进食以不吐为度,保证所需营养的摄入及液体的摄入。指导病人保持良好的口腔卫生,如进食后用生理盐水漱口,用软毛刷刷牙。经常擦身更衣,保持皮肤清洁、干燥。鼓励适当的户外活动,以增加食欲。保持充足睡眠以减少体力消耗。

3. 药物毒副反应护理

(1) 提供轻松愉快、清新的进餐环境,减少恶心、呕吐,提供少量多餐饮食。合理安排用药时间、分散注意力,遵医嘱按时服止吐药。患者呕吐严重时补充液体,以防电解质紊乱。

(2) 遵医嘱定期监测白细胞计数,低于 $3.0\times10^9/L$ 应及时联系医生考虑停药。对于白细胞计数低的病人要采取预防感染的措施,不与传染病人接触,限制探视,严格无菌操作。注意保暖,勿着凉,积极预防感冒。遵医嘱用升白细胞药或应用抗生素,输新鲜血、白细胞浓缩液、血小板浓缩液等。

【思考题】

化疗病人的护理要点是什么?病人出现药物毒副作用时应如何护理?

(周晨慧)

第十五章　腹部手术病人的护理

【见习要求】

(1) 通过临床见习,加深对本章理论知识的理解,了解子宫颈癌、子宫肌瘤、子宫内膜癌及卵巢肿瘤发生的原因及转移途径。

(2) 熟悉子宫颈癌、子宫肌瘤、子宫内膜癌及卵巢肿瘤的临床表现及诊断。

(3) 掌握子宫颈癌、子宫肌瘤、子宫内膜癌及卵巢肿瘤病人的护理要点和方法。

【见习内容】

子宫颈癌、子宫肌瘤、子宫内膜癌及卵巢肿瘤病人的护理。

【见习方法】

临床见习。教师指导或讲解子宫颈癌、子宫肌瘤、子宫内膜癌及卵巢肿瘤病史收集的内容及要点;带领学生接触患者,收集病史;指导学生应用护理程序的方法,以讨论的方式进行护理评估、诊断,列出护理措施,老师点评。

第一节　腹部手术病人的一般护理

一、术 前 护 理

(一) 心理护理

介绍病房环境,手术相关情况、手术对病人的影响,解释化验检查项目的注意事项,可能发生的情况,保护病人隐私,鼓励家属支持病人的治疗。

(二) 术前指导

(1) 说明手术治疗、灌肠、导尿、禁食、阴道灌洗、皮肤准备的目的、过程、配合要求、注意事项及重要性。

(2) 指导病人练习深呼吸及有效咳嗽和下肢活动。

(3) 告知各种管道和伤口护理的配合要点。

(三) 阴道准备

(1) 术前 3 日,灌洗阴道或坐浴,早晚各一次。

(2) 术前最后一次灌洗后,在宫颈处涂甲紫(龙胆紫)等有色物做手术标记。

(3) 卵巢囊肿、宫外孕不需阴道灌洗,合并妊娠或阴道流血者禁止阴道灌洗。

(四) 饮食指导

(1) 术前 3 日进无渣饮食。

(2) 术前一日进食低渣易消化食物,如软面条、粥等。

(3) 当晚进食量减半,忌食牛奶、蛋类、豆类和高纤维食物。

(4) 术前 12 小时禁食,6 小时禁水。

(五) 皮肤准备

1. 备皮用具　备皮刀、毛巾、肥皂、碘伏、温水盆、温水。

2. 备皮环境　备皮宜在换药室进行，若在病房进行，应用屏风遮挡。

3. 备皮范围　自剑突下至两大腿上 1/3，包括外阴部，两侧至腋中线。

4. 备皮方法　顺毛、短刮。

5. 备皮时间　以临近手术时间为宜，于病人晨起 5:00～6:00 为宜。

6. 注意事项

(1) 清洗脐部，用络合碘棉签浸润脐窝 5～10 分钟，清除干净。

(2) 不能刮伤皮肤，若已刮伤，应严格伤口处理。

(3) 若因故延迟手术，应在术前重新备皮。

(六) 消化道准备

(1) 遵医嘱给予肠道制菌剂。

(2) 根据病情需要，遵医嘱在术前 1 天进行肠道准备。

(3) 妊娠期、急性手术如宫外孕、卵巢囊肿蒂扭转等，不必肠道准备，遵医嘱用口服导泻剂清洁肠道。

(4) 及时了解病人排便情况。

(七) 其他

测量并记录基础生命体征，遵医嘱进行药物过敏试验、交叉配血等处置。

二、手术日护理

(一) 术晨护理

(1) 术晨评估病人生命体征、情绪及病情变化。若病人情绪不稳定或病情变化时及时通知医生。

(2) 取下活动性义齿、发夹、首饰及其他贵重物品，并妥善保管。

(3) 留置尿管，妥善固定。

(二) 术后护理

(1) 做好床边交班，详细了解术中情况，检查病人意识状态、皮肤受压及全身皮肤黏膜情况，内容如下：

1) 术中失血量、手术过程及生命体征波动情况。

2) 呼吸恢复情况，呼吸频率与幅度，血氧饱和度的变化；气管插管固定、通畅情况；呼吸道分泌物多少。

3) 补液情况；输液是否通畅，穿刺部位有无红肿、渗出等；余液量及用药注意事项。

4) 伤口情况：敷料渗液多少，伤口疼痛程度。

5) 阴道流血情况，阴道流血的量、性状和气味。

6) 镇痛泵使用情况。

7) 全身皮肤情况，根据情况制定皮肤护理计划。

8) 对评估和交接情况进行记录。

(2) 备好吸引装置，及时清除口鼻腔分泌物，保持呼吸道通畅。

(3) 安置舒适卧位：

1) 全麻病人取去枕平卧位或垫枕平卧位，头偏向一侧，小垫枕垫于一侧肩下；蛛网膜下腔麻醉病人去枕平卧 12～24 小时；硬膜外麻醉的病人去枕平卧 6～8 小时。

2）协助病人活动下肢，主动或被动做轻度屈伸运动，或鼓励患者做肌肉收缩运动。

3）每2小时协助病人深呼吸、咳嗽、翻身；协助者双手置于病人伤口处，手指方向同伤口方向，身体状态好者可教病人自己做，深呼吸气时，双手以垂直伤口方向向伤口用力，并随呼吸幅度而加大力度，吸气末，嘱病人屏气，用力咳嗽，双手同时加大力度。

（4）给予吸氧及心电监护：严密监测生命体征，发现变化及时报告医师，并根据医嘱给予相应处理。

（5）在监护室备心电监护仪，根据病人情况随时监测病人的生命体征。

（6）脉搏、呼吸、血压稳定后，每4小时监测一次。

（7）术后体温超过38.5以上，及时通知医生，并评估病人是否存在感染灶。

（8）检查静脉输液通路是否通畅，根据医嘱及病人水、电解质情况及时，有效地补充，保证各类药物治疗的顺利进行。

1）若手术室留置针静脉输液部位在下肢，应及时更换到上肢。

2）评估穿刺部位是否红、肿、渗出，穿刺针有无扭曲，移位。

3）评估输液滴速是否正常。

4）根据外科补液原则合理安排补液及用药顺序。

（9）检查与手术操作相关的情况：

1）评估伤口及麻醉穿刺部位敷料有无渗血。

2）评估阴道有无出血，若有出血，评估量、性状、气味，并及时通知医生。

3）评估尿管、引流管是否通畅及尿液和引流液的量和性质；若有异常应及时通知医生并做相应处理。

（10）腹部压沙袋：①随时检查沙袋是否移位；②6小时后根据伤口情况撤除；③可根据病人情况使用腹带以减轻疼痛。

（11）指导病人翻身及床上活动、有效咳嗽，定时叩背，进行疼痛处置。

（12）书写专科记录：①记录生命体征；②记录伤口和各种引流情况；③记录专科情况。

三、手术后护理

（一）密切观察生命体征变化，及时准确记录

（1）发现变化及时报告医师，并根据医嘱给予相应处理。

（2）术后不需心电监护的病人每天测量体温、脉搏4～6次，连续三天体温不超过37.5℃者，每日测一次。

（二）评估病人的心理状态

（1）根据病人的心理状态，进行相应疏导。

（2）鼓励病人家属支持病人的治疗和护理。

（3）引导病人树立自信心和坚持治疗的决心。

（三）安置舒适卧位

（1）术后休息时安置半卧位。

（2）术后根据病情鼓励并协助患者下床活动，促进肠蠕动，尽快排气，防止粘连及下肢静脉血栓发生。

（3）置引流管及盆腔有化脓病灶的患者应采取半坐卧位，以利于引流及防止炎症扩散。

（4）活动宜循序渐进，不宜过于剧烈。

（四）观察记录尿量及性质

（1）发现尿液为鲜红色则考虑有可能损伤输尿管或膀胱。

（2）定时检查导尿管是否堵塞、脱落、打折、被压并及早处理。

（五）密切观察出血情况

观察切口有无渗血，阴道出血情况及引流液的量、色、性状并记录。发现异常及时报告医师、尽早处理。

（六）留置尿管护理

（1）妥善固定尿管，防止脱出，活动时尿袋宜低于耻骨水平。

（2）每日尿道口护理、冲洗会阴两次并更换尿袋，操作时严格无菌原则，防止逆行感染。

（3）每 2 小时开放尿管一次，训练膀胱功能。

（4）术后遵医嘱为患者拔除尿管后，指导病人多饮水并及时排尿，询问有无泌尿系统刺激症状，观察尿量情况及有无尿潴留，必要时重新留置尿管。

（七）建立输液通道

保持静脉输液通路通畅，固定好留置针，适当调节滴速，保证各项用药及时有效。

（八）引流管的护理

（1）妥善固定引流管，患者宜半卧位，将引流管固定在床旁，长短适宜。分清引流管的数量和部位，严格床头交接班。

（2）认真观察并记录引流液的性质及量，保持通畅，如病人有多支引流时，引流管上要有标记并分别记录，若发现异常应及时通知医生并分析原因。

（3）每日严格无菌操作更换引流袋并准确计量，患者活动时引流管的位置应低于耻骨水平，避免引流液返流引起逆行感染。

（九）止痛

（1）遵医嘱肌内注射止痛镇静药或应用病人自控止痛泵，并对病人做好解释宣教，正确使用止痛泵。

（2）术后 12～24 小时安置病人半坐卧位，减缓伤口张力。

（3）痰多或咳嗽时，指导病人按压伤口、多饮水，协助做有效咳嗽，必要时行雾化吸入或给予化痰药以助于排出痰液。

（十）术后并发症的处理

1. 腹胀的处理

（1）鼓励病人早期下床活动。

（2）术后 48 小时未排气，可于下腹部毛巾热敷，或环形按摩腹部。

（3）遵医嘱通便灌肠。

（4）中医针刺足三里。

（5）肛管排气。

（6）积极配合脓肿切开引流术。

2. 预防泌尿系统感染

（1）留置导尿病人，各项处置严格无菌技术。

(2) 每日尿道口离子水棉球护理两次。

(3) 能进食病人,嘱多饮水。

(4) 训练膀胱功能,防止尿潴留。

(5) 生理盐水 250 毫升膀胱冲洗每日两次。

(6) 嘱患者保持外阴清洁,勤换内裤。

(十一) 饮食护理

(1) 手术后 6～8 小时可给流质饮食,忌食牛奶及甜食。

(2) 肛门排气后可进半流食。

(3) 排便后开始进普食。

(4) 胃肠减压的病人均应禁食。

(5) 注意均衡营养。

(十二) 会阴部护理

(1) 每日强氧化离子水棉球冲洗会阴两次。

(2) 观察阴道出血情况。

(十三) 出院指导

(1) 帮助病人制定饮食、活动计划。

(2) 指导病人自我观察护理。

第二节　子宫颈癌病人的护理

【见习要求】

(1) 通过临床见习,进一步了解子宫颈癌发生原因及转移途径。

(2) 熟悉子宫颈癌临床表现、诊断及鉴别诊断。

(3) 掌握子宫颈病人护理要点和方法。

【见习内容】

子宫颈癌病人的护理。

【见习方法】

临床见习。教师指导讲解子宫颈癌病人病史收集内容及要点;带领学生接触患者,收集病史;指导学生应用护理程序方法,以讨论方式进行护理评估、诊断,列出护理措施,老师点评。

一、子宫颈癌病人病史收集内容及要点

(一) 健康史/致病因素

(1) 询问既往健康状况、月经史、婚姻史、性生活史和孕产史,了解家族史及月经周期情况。

(2) 了解病人发病经过,有无出血诱因,如性生活等。

(二) 身体评估

早期宫颈癌常无症状,也无明显体征,与慢性宫颈炎无明显区别,有时甚至见宫颈光滑,尤其是老年病人宫颈已萎缩者。

1. 症状

(1) 阴道流血情况:了解阴道出血前有无诱因,首次出血时间、出血量、颜色及次数,有

无经期延长，周期缩短，经量增多等现象。

(2) 阴道排液情况：了解阴道排液量、性状、气味。

2. 体征

(1) 测量生命体征，观察病人精神状态，评估有无贫血和恶病质。

(2) 妇科检查：检查腹部软硬程度，有无压痛，测量宫高、腹围、子宫大小与正常子宫大小是否相符；检查宫颈情况，外生型宫颈癌见宫颈上有赘生物向外生长，呈息肉状或乳头状突起，继而向阴道突起形成菜花状赘生物，表面不规则，合并感染时表面盖有灰白色渗出物，触之易出血。内生型宫颈癌见宫颈肥大、质硬，宫颈管膨大如桶状，宫颈表面光滑或有浅表溃疡。晚期由于癌组织脱落形成凹陷性溃疡，整个宫颈有时被空洞取代，并盖有灰褐色坏死组织，有恶臭。癌灶浸润阴道壁见阴道壁上有赘生物，向两侧旁组织侵犯扪及两侧增厚，结节状，质地与癌组织相似，有时浸润达盆底，形成冰冻骨盆。

（三）心理社会状况评估

评估病人的心理状况，对疾病知识了解程度，病人对疾病真相的承受程度，家属尤其是丈夫妻子的关心程度及对患病后的精神经济支持程度。对已了解病情的病人要积极鼓励病人树立治病的信心和努力生活的信心。

（四）辅助检查

1. 子宫刮片细胞学检查　为筛检宫颈癌的主要方法之一，是普查采用的主要方法。须在宫颈移行带处刮片检查。防癌涂片用巴氏染色，结果分为5级：Ⅰ级正常，Ⅱ级炎症引起，Ⅲ级可疑，Ⅳ级可疑阳性，Ⅴ级阳性。Ⅲ、Ⅳ、Ⅴ级涂片必须进一步检查明确诊断，Ⅱ级涂片需先按炎症处理后重复涂片进一步检查。

2. 碘试验　用于检测CIN主要是识别宫颈病变的危险区，在碘不染处取材活检，提高确诊率。正常宫颈和阴道鳞状上皮含糖原丰富，可被碘溶液染为棕色或深赤褐色。若不染色为阳性，说明鳞状上皮不含糖原。

3. 阴道镜检查　宫颈刮片细胞学检查巴氏Ⅲ级以上、TBS法鳞状上皮内病变，均应在阴道镜下观察宫颈表面病变情况，选择可疑癌变区行活组织检查，提高诊断准确率。

4. 宫颈和宫颈管活组织检查　本活检是宫颈癌及其癌前病变确诊的依据。

5. 宫颈锥切术　当宫颈刮片多次阳性，而宫颈活检阴性；或活检为原位需确诊者，均应做宫颈锥切送病理组织学检查。

二、病　例

> 殷某，35岁，性生活出血3次。妇科查体见宫颈3点处有一处2cm×2cm大小灰白色包块，质脆，触之易出血，子宫、双侧附件未见异常；检查病人，神情焦虑，家属嘱咐暂不将病情告知病人，病人情绪低落，不愿与人沟通，无人时暗自落泪。综合以上资料，为该患者确定主要的护理诊断或合作性问题，并制定相应的护理措施。

【护理评估】

该病例有如下特点：

(1) 病人，35岁，性生活出血3次。

(2) 妇科查体：宫颈3点处有一个2cm×2cm大小灰白色包块，质脆，触之易出血，子宫、双侧附件未见异常。

(3) 病人情绪低落，不愿与人沟通，无人时暗自落泪。

【护理诊断/问题】

1. 焦虑/恐惧 与对病情不了解及疾病对病人今后生活的影响有关。

2. 存在感染的危险 与手术有关。

3. 知识缺乏 与对术后化疗治疗的应对知识缺乏有关。

【护理措施】

(1) 进行针对性的健康宣教。与病人交流时要使用保护性语言，请求家属协助配合，逐渐让病人了解自己的病情，接受后续治疗(角色体验，学生扮演病人及家属角色，练习与病人沟通时，保护语言的应用技巧)。

(2) 介绍相同疾病性格开朗病人与其沟通，分享治疗经验。

(3) 遵医嘱按时应用抗生素治疗，定时监测体温，评估病人主观感受，严密观察记录伤口、引流及留置尿管情况。

(4) 病人知情后，介绍化学治疗相关知识及应对措施。

【思考题】

(1) 以上病史资料对该病人健康史评估是否全面？若不全面还应评估哪些方面？

(2) 综合以上病例，该病人存在哪些护理诊断或合作性问题？请制定相应护理措施。

(3) 对该病人术后应做哪些方面的健康指导？

第三节 子宫肌瘤病人的护理

一、子宫肌瘤病人病史收集内容及要点

(一) 健康史/致病因素

(1) 询问既往健康状况、月经史、婚姻史、性生活史和孕产史，了解家族史及月经周期情况。

(2) 了解病人发病经过，有无出血诱因。

(二) 身体评估

子宫肌瘤病人多无明显症状，仅在体检时偶然发现。症状与肌瘤部位、有无变性相关，而与肌瘤大小、数目关系不大。

1. 症状

(1) 经量增多及经期延长：了解月经周期长短、经量多少、性状。

(2) 白带增多：了解白带的量、性状、气味及是否血性。

(3) 压迫症状：了解病人是否有尿频、尿急；排尿困难、尿潴留；下腹坠胀不适、便秘等压迫症状。

(4) 其他：常见下腹坠胀、腰酸背痛，经期加重。病人可引起不孕或流产。肌瘤红色变性时有急性下腹痛，伴呕吐、发热及肿瘤局部压痛；浆膜下肌瘤蒂扭转可有急性腹痛；子宫黏膜下肌瘤由宫腔外排出时也可引起腹痛。

2. 体征 体征与肌瘤大小、位置、数目及有无变性相关。

(1) 腹部检查，了解腹部软硬程度，有无压痛，测量子宫大小及子宫表面是否有突起。大肌瘤可下腹部扪及实质性不规则肿块。

(2) 妇科检查：子宫增大，表面不规则单个或多个结节状突起。浆膜下肌瘤可扪及单个

实质性球状肿块与子宫蒂相连。黏膜下肌瘤位于宫腔内者子宫均匀增大；黏膜下肌瘤脱出子宫颈外口，检查即可看到宫颈口处有肿物，粉红色，表面光滑，宫颈四周边缘清楚，如伴感染时可有坏死、出血及脓性分泌物。

（三）心理社会状况

评估病人心理状况，对疾病知识及认识程度，家庭对病人治疗支持程度。

二、病　例

陈某，46岁，经期延长、经量增多2年，加重半年。体温36.5℃，脉搏80次/分，呼吸18次/分，血压140/90mmHg。妇科查体见子宫增大，宫体表面凹凸不平，质硬，双附件未触及异常；妇科彩超：子宫前位大小12cm×6.4cm×10cm，形态不规则，分别于子宫右侧壁、子宫后壁、子宫前壁、子宫底探及直径为4.8cm、4.3cm、1.7cm、5.1cm低回声区。

【护理评估】

该病例有如下特点：

（1）围绝经期妇女。

（2）经期延长、经量增多2年；加重半年。

（3）子宫增大，宫体表面凹凸不平，质硬。

（4）妇科彩超：子宫前位大小12cm×6.4cm×10cm，形态不规则，分别于子宫右侧壁、子宫后壁、子宫的前壁、子宫底探及直径4.8cm、4.3cm、1.7cm、5.1cm低回声区。

以上特点支持多发性子宫肌瘤诊断。

【思考题】

综合以上病例，为该病人确定2～4个护理诊断或合作性问题，并制定相应的护理措施。

第四节　子宫内膜癌

一、子宫内膜癌病人的病史收集内容及要点

（一）健康史/致病因素

（1）询问既往健康状况、月经史、婚姻史、性生活史和孕产史，有无肥胖、高血压、糖尿病或长期用雌激素等，了解家族史及月经周期情况。

（2）了解病人发病经过，有无出血诱因。

（二）身体评估

1. 症状　极早期无明显症状，以后出现阴道流血、阴道排液，疼痛等。

（1）阴道流血：绝经后阴道流血，量不多。尚未绝经者月经量增多、经期延长或月经紊乱。

（2）阴道排液：多为血性液体或浆液性分泌物，合并感染则有脓血性排液，恶臭。

（3）下腹疼痛：若癌肿累及宫颈内口，可引起宫腔积脓，出现下胀痛或痉挛样疼痛。晚期浸润周围组织或压迫神经可引起下腹及腰骶部疼痛。晚期可出现贫血、消瘦及恶

病质。

2. 体征 早期子宫内膜癌妇科检查可无异常。晚期子宫增大，合并宫腔积脓可有明显触痛，宫颈管内偶有癌组织脱出，触之易出血。癌灶浸润周围组织时，子宫固定或在宫旁扪及不规则结节状物。

（三）心理社会状况

评估病人的心理状况，对疾病知识及认识的程度，了解病人对了解疾病真相的承受程度，病人的性格及对术后放、化疗的认可和配合程度。

（四）辅助检查

1. 分段诊断性刮宫 是确诊最常用最可靠的方法。

2. B 型超声检查 子宫内膜增厚、内膜线紊乱、实质不均回声区等。

3. 细胞检查 宫腔冲洗、宫腔刷或宫腔吸引涂片法取材做细胞检查，阳性率达 90%，但不能作为确诊证据。

4. 宫腔镜检查 可直接观察宫腔及宫颈管内有无癌灶存在，大小及部位，直视下取材，减少对子宫内膜癌的漏诊。

5. MRI、CT 等检查及血清 CA125 测定 这些检查及测定可协助了解病变范围，有子宫外癌肿播散者 CA125 值明显升高。

二、病　　例

徐某，52 岁，自然绝经 3 年，阴道排液 3 个月，疼痛半个月。绝经前月经紊乱 3 个月，否认口服雌激素药物；母亲糖尿病病史，父亲高血压病史。体温 36.3℃，脉搏 80 次／分，呼吸 20 次／分，血压 150 ／ 100mmHg，肥胖体型。妇科检查见阴道内较多血性分泌物，味臭；子宫前位，增大，质软，压痛。空腹血糖 9.8mmol/L，B 超提示子宫增大 8cm×7cm×5cm，形态不规则，厚内膜 0.8cm；MRI 提示：子宫内膜癌并腹水，左侧卵巢体积增大。

【护理评估】

该病例有如下特点：

（1）患者，52 岁，自然绝经 3 年，阴道排液 3 个月，疼痛半个月。绝经前月经紊乱 3 个月，否认口服雌激素药物；母亲糖尿病病史，父亲高血压病史。

（2）肥胖，高血压，高血糖三联征。

（3）妇科检查见阴道内较多血性分泌物，味臭；子宫前位，增大，质软，压痛。

（4）B 超提示子宫增大 8cm×7cm×5cm，形态不规则，厚内膜 0.8cm；MRI 提示：子宫内膜癌并腹水，左侧卵巢体积增大。

根据以上特点诊断子宫内膜癌成立。

【思考题】

（1）对此病人如何做好心理护理？

（2）综合以上病例，目前该病人存在哪些护理诊断或合作性问题？请制定相应的护理措施。

（3）对该病人术后应做哪些方面的健康指导？

第五节　卵巢肿瘤病人的护理

一、卵巢肿瘤病人病史收集内容及要点

(一) 健康史/致病因素

(1) 询问既往健康状况、月经史、婚姻史、性生活史和孕产史，了解家族史及月经周期情况。

(2) 了解病人发病的经过，有无诱因。

(二) 身体评估

1. 症状　卵巢良性肿瘤病人早期肿瘤小，多无症状，仅在体检时偶然发现。若肿瘤长大充满盆腔、腹腔即出现压迫症状，如尿频、便秘、气急、心悸等。卵巢恶性肿瘤早期常无症状，可在妇科检查时发现。主要症状为腹胀、腹部肿块及腹水，症状轻重决定于：肿瘤的大小、位置、侵犯邻近器官的程度；肿瘤组织学类型；有无并发症。肿瘤向周围组织浸润或压迫神经，可引起腹痛、腰痛或下肢疼痛；若压迫盆腔静脉，出现下肢浮肿；若为功能性肿瘤，可产生相应的雌激素或雄激素过多。晚期又表现消瘦、严重贫血等恶病质征象。

2. 妇科检查　卵巢良性肿瘤增长至中等大小时，感腹胀或腹部扪及肿块，边界清楚。妇科检查在子宫一侧或双侧触及球形肿块，多为囊性，表面光滑、活动与子宫无粘连。若肿瘤长大充满盆、腹腔，则腹部膨隆，包块活动度差，叩诊呈实音，无移动性浊音。卵巢恶性肿瘤时，三合诊检查能在阴道后穹隆触及盆腔内硬结节，肿块多为双侧，实性或半实性，表面凹凸不平，不活动，常伴有腹水。有时在腹股沟、腋下或锁骨上可触及肿大淋巴结。

二、病　　例

戴某，48岁，发现"盆腔包块"5天。体温36.5℃，脉搏80次/分，呼吸18次/分，血压130/70mmHg。左下腹扪及12cm×10cm大小囊性包块，活动好，无压痛；妇科查体见子宫左上方触及一约13cm×12cm囊性包块，边界清，活动好，无压痛；右侧附件触及未触及异常。彩超提示：盆腔囊性包块，大小10cm×12cm；肿瘤标志物3项未见异常。

盆腔包块考虑以下可能：

1. 卵巢肿瘤　根据查体及彩超示盆腔内包块，呈囊性，活动好，卵巢肿瘤可能大，其良恶性待术中病检进一步鉴别。

2. 盆腔炎性包块　患者无发热，盆腔包块囊性，活动好，无压痛，盆腔包块不能除外炎性包块的可能性。

【思考题】

综合以上病例，目前该病人存在哪些护理诊断或合作性问题？请制定相应的护理措施。

（刘　花）

第十六章　外阴、阴道手术病人的护理

第一节　外阴、阴道手术病人的一般护理

【见习要求】

通过临床见习，加深对本节理论知识的理解，了解并掌握外阴、阴道手术种类及术前、术后护理要点和措施。

【见习内容】

外阴、阴道手术病人的一般护理。

【见习方法】

临床见习。教师指导或讲解外阴、阴道手术种类；带领学生接触患者，收集病史；指导学生对术前、术后病人提出相应护理措施，教师点评。

一、外阴、阴道手术的种类

按手术范围区分，有外阴癌根治术、前庭大腺切开引流术、处女膜切开术、宫颈手术、陈旧性会阴裂伤修补术、阴道成形术、阴道前后壁修补术、尿瘘修补术、子宫黏膜下肌瘤摘除术、阴式子宫切除术等。

二、手术前准备

（一）心理准备

理解病人，耐心解答病人的疑问，帮助病人选择积极应对措施，消除病人紧张情绪，使其能够主动配合手术；进行术前准备时注意使用屏风遮挡病人，减少暴露部位。同时，做好家属工作，让其理解病人，配合治疗及护理过程。

（二）全身情况准备

评估病人手术耐受力。观察生命体征，注意有无月经来潮，指导、训练病人正确咳痰方法，术前做药物过敏试验、配血备用等。

（三）皮肤准备

指导病人要注意个人卫生。术前 1 天行皮肤准备，备皮范围上至耻骨联合上 10cm，下至会阴部、肛门周围、腹股沟及大腿内侧上 1/3。

（四）肠道准备

术前 3 天进食无渣饮食，并按医嘱给予肠道抗生素，术前 1 天晚及术晨行清洁灌肠。

（五）阴道准备

术前 3 天开始行阴道准备，一般行阴道冲洗或坐浴，每天 2 次。术晨行阴道消毒，应特别注意阴道穹隆消毒。

（六）膀胱准备

术前排空膀胱，依病人具体情况决定是否留置尿管。

（七）特殊用物准备

根据不同手术做好各种用物的准备，包括软垫、支托、阴道模型、丁字带、绷带等。

三、手术后护理

（一）体位

根据不同手术采取相应的体位。如处女膜闭锁、先天性无阴道病人，术后应采取半卧位等。

（二）切口护理

护理人员要随时观察会阴切口的情况，指导病人保持会阴部清洁、干燥。术后三日常规行外阴擦洗，每日 2 次，也可行外阴烤灯，促进血液循环。有引流的病人要保持引流管通畅，严密观察引流物的量及性质，定时更换引流袋。

（三）尿管的护理

根据手术范围及病情，导尿管分别留置 2～10 日。术后应注意保持尿管的通畅，长期留置尿管者可给予膀胱冲洗。拔尿管前应训练膀胱功能，拔出尿管后嘱病人尽早排尿。如有排尿困难，给予诱导、热敷等措施帮助排尿，必要时重新留置尿管。

（四）肠道护理

控制首次排便的时间，以利于伤口的愈合，预防感染。

（五）避免增加腹压

嘱病人避免增加腹压的动作，如长期下蹲、用力大便、咳嗽等。

（六）减轻疼痛

针对病人的个体差异，可以采取不同的方法缓解疼痛，如分散病人注意力、更换体位减轻伤口的张力、遵医嘱及时给予足量止痛药等。

（七）出院指导

嘱病人回家后应保持外阴部清洁；休息 3 个月，禁止性生活及盆浴，避免重体力劳动及增加腹压动作。分别于出院 1 个月及 3 个月到门诊检查术后恢复情况。

四、病　　例

卢某，52 岁，绝经 7 年，进行性下腹坠胀 1 年，腰骶部疼痛 3 个月。体温 37℃，呼吸 17 次/分，脉搏 66 次/分，血压 130/78mmHg；妇科检查见阴道前后壁膨出，张力性尿失禁(—)，宫颈脱出阴道口外，宫颈糜烂，触血，宫体萎缩，双侧附件未触及异常。综合以上资料，为该患者确定主要的护理诊断或合作性问题，并制定相应的护理措施。

【护理诊断/问题】

1. 焦虑　与即将手术有关。

2. 有感染的危险　与子宫脱垂，宫颈糜烂有关。

3. 舒适的改变　与长期子宫脱出影响正常生活有关。

【护理措施】

(1) 针对患者不同的心理分别给予正确的指导，由责任护士向家属和患者讲解与疾病有关的知识。介绍麻醉方式和手术过程，可能出现的不适反应和处理对策。

(2) 消除心理上的紧张情绪和一切不利因素，鼓励患者以正确的态度对待手术，积极主动配合医疗护理，有利于疾病的早日康复。

(3) 做各项护理操作时，动作要轻柔熟练，减少不良刺激，使患者产生信任感、依赖感和安全感，减轻患者心理负担，增加治疗信心，提高患者配合护理程度，如患者高度紧张，可给镇静剂。

(4) 术前术后遵医嘱使用抗生素预防感染。

(5) 满足患者日常生活所需，指导舒适体位。

【思考题】

(1) 术前应该对患者进行哪些健康教育？

(2) 术后护理要点有哪些？

第二节　外阴、阴道创伤病人的护理

【见习要求】

(1) 通过临床见习，加深对本节理论知识的理解，掌握外阴、阴道创伤的病因、临床表现。

(2) 熟练掌握外阴、阴道创伤的护理要点和措施。

【见习内容】

外阴、阴道创伤。

【见习方法】

临床见习。教师指导或讲解外阴、阴道创伤病史收集内容及要点；带领学生接触患者，收集病史；指导学生提出护理措施，教师点评。

一、外阴、阴道创伤病史收集的内容及要点

(一) 病史

了解导致创伤原因，以助判断是因外伤、遭强暴所致，还是性交后阴道出血或分娩创伤未及时缝合而留下的创伤。

(二) 身心状况

评估病人临床表现，疼痛的程度、性质、相关因素；损伤轻者，出血少，疼痛轻微；损伤大者，可有大量鲜血流出，局部肿胀，疼痛难以忍受，或伴有休克及贫血表现；感染者体温升高，局部有红、肿、热、痛等炎性反应。

(三) 诊断检查

1. 妇科检查　可见相应的体征，如外阴肿胀，皮肤呈蓝紫色，或有不规律裂口，处女膜裂伤等。注意观察阴道壁裂伤或血肿的部位和程度、局部组织有无红、肿及脓性分泌物。创伤有无穿透膀胱、直肠，甚至腹腔等。

2. 实验室检查　出血多者红细胞计数及血红蛋白值下降；有感染者可见白细胞数增高。

二、病　　例

杨某，16岁，外阴损伤伴血肿7天。体温37℃，呼吸18次/分，脉搏76次/分，血压104/68mmHg；外阴未婚未产式，右侧大阴唇外侧有一5cm×4cm×4cm包块，呈紫红色，界清，触痛，表面皮温稍高，局部破溃，结痂。综合以上资料，为该患者确定主要的护理诊断或合作性问题，并制定相应的护理措施。

【护理诊断/问题】

1. 恐惧　与突发创伤有关。

2. 急性疼痛　与外阴、阴道创伤有关。

3. 有感染的危险　与局部表皮破溃有关。

4. 潜在并发症　失血性休克。

【护理措施】

(1) 心理护理：用亲切温和的语言安慰病人，鼓励病人面对现实，积极配合治疗。

(2) 密切观察病人体温、脉搏、呼吸、血压。

(3) 建立静脉通道，做好输液、输血准备，及时给予止血药物。

(4) 注意观察血肿的大小、颜色及其变化。

(5) 嘱病人保持外阴部清洁，必要时遵医嘱使用抗生素，预防感染。

(6) 注意观察病人有无主诉进行性疼痛或阴道、肛门坠胀等症状。

(7) 做好术前准备。

(8) 术后护理：积极止痛；保持外阴部清洁、干燥。

【思考题】

(1) 外阴损伤的主要表现有哪些?

(2) 外阴损伤患者的护理要点有哪些?

第三节　外阴癌病人的护理

【见习要求】

(1) 通过临床见习，加深对本节理论知识的理解，了解外阴癌发生原因。

(2) 熟悉外阴癌临床表现及诊断。

(3) 掌握对外阴癌妇女护理要点和措施。

【见习内容】

外阴癌。

【见习方法】

临床见习。教师指导或讲解外阴癌病史收集内容及要点；带领学生接触患者，收集病史；指导学生应用护理程序方法，以讨论方式进行护理评估、诊断，列出护理措施，教师点评。

一、外阴癌病史收集的内容及要点

(一) 病史

外阴癌多见于60岁以上老年人，该年龄组人群常有高血压、冠心病、糖尿病等，应仔细评估病人各系统健康状况。了解病人有无不明原因的外阴瘙痒史、外阴赘生物史等。

(二) 身心状况

注意外阴有无瘙痒、烧灼感等局部刺激症状;有无疼痛,疼痛程度与病变范围、深浅及发生部位,评估病人双侧腹股沟有无增大、质硬、淋巴结固定;有无因疾病出现心理问题。

(三) 诊断检查

1. 妇科检查 外阴局部、特别是大阴唇处有单个或多个融合或分散灰白色、粉红色丘疹或斑点,也可能是硬结、溃疡或菜花样赘生物。双侧腹股沟有增大、质硬而固定的淋巴结。

2. 特殊检查 外阴活体组织病理检查以明确诊断。

二、病 例

林某,60岁,反复外阴瘙痒2年,发现外阴结节状物3个月。右侧大阴唇扪及2cm大小的结节状物,质硬,触痛;右侧腹股沟浅淋巴结可扪及3个1cm肿大淋巴结,质硬,活动;取肿物活检病理诊断:外阴癌(Ⅱa),行外阴广泛局部切除术及病灶同侧腹股沟淋巴结切除术。术中出血200ml,手术经过顺利,术后恢复良好。综合以上资料,为该患者确定主要的护理诊断或合作性问题,并制定相应的护理措施。

【护理诊断/问题】

1. 身体意象紊乱 与外阴广泛切除手术有关。

2. 疼痛 与癌症疼痛有关。

3. 焦虑 与担心手术及术后恢复有关。

4. 恐惧 与疾病变化有关。

5. 有感染的危险 与抵抗力低下、手术创面大及临近肛门、尿道等特殊位置有关。

【护理措施】

1. 心理干预 运用支持、疏导等心理护理方法,解除患者的心理障碍。要求配偶对患者给予鼓励、支持。

2. 术后护理 术后当日双侧腹股沟切口分别用1kg砂袋压迫12小时,以防出血,密切观察切口有无渗血、渗液,换药时严格遵守无菌操作规程。每日用5%碘伏清洗伤口,用热辐射烤灯距创面30cm照射5min,以保持创面干燥及促进伤口愈合。会阴伤口呈环形,内放2根橡皮引流条,密切观察切口渗血渗液情况,保持无菌敷料干燥。局部组织红肿者可用50%硫酸镁湿热敷。为预防阴道粘连,阴道内放置碘仿纱条,每日用碘伏棉球擦洗外阴,及时清除分泌物。术后需平卧1周,卧床2周,故应做预防压疮护理。协助患者两腿屈曲,用软枕放在膝部下,以减轻伤口张力,防止活动时过度牵拉引起出血。

3. 避免切口瘢痕或阴道口狭窄 患者因手术切除大量组织,易致切口瘢痕或挛缩引起阴道口狭窄。因此,术后7～10天后尽可能行功能锻炼,如双腿合拢、分开、前屈、后伸、外展、内收等每日2次,每次10～20分钟左右,动作轻、柔缓慢,活动范围由小到大。根据年龄及病情不同指导患者行外阴肌肉锻炼。

【思考题】

(1) 外阴癌手术后患者的护理要点有哪些?

(2) 如何指导患者术后的康复锻炼?

第四节　处女膜闭锁病人的护理

【见习要求】

(1) 通过临床见习,加深对本节理论知识的理解,了解处女膜闭锁发生原因。

(2) 熟悉处女膜闭锁临床表现及诊断。

(3) 掌握对处女膜闭锁妇女护理要点和措施。

【见习内容】

处女膜闭锁。

【见习方法】

临床见习。教师指导或讲解处女膜闭锁病史收集内容及要点;带领学生接触患者,收集病史;指导学生提出护理措施,教师点评。

一、处女膜闭锁病史收集的内容及要点

(一) 病史

详细询问病人的年龄,有无月经来潮及周期性下腹疼痛,肛门、外阴胀痛等症状。

(二) 身心状况

病人有周期性下腹痛或肛门、阴道胀痛症状。检查时仔细观察处女膜向外突出的形状、大小、颜色,注意阴道积血量,边界是否清楚,是否存在子宫腔积血、输卵管血肿等。处女膜闭锁者多为青春期学生,应注意评估病人紧张、羞怯及对处理方案疑虑等心理反应。

(三) 诊断检查

妇科检查可见处女膜呈蓝紫色向外膨出,无阴道开口。肛查阴道呈长形肿物,有囊性感,积血较多时张力大,向直肠突出并有明显的触痛。

二、病　　例

吴某,14 岁,进行性周期性下腹痛 1 年,排尿困难 3 天,加重 1 天。体温 37℃,呼吸 18 次/分,脉搏 80 次/分,血压 100/66mmHg;处女膜向外膨隆,表面呈紫蓝色,无阴道开口,肛检可扪到阴道内有球状包块向直肠前壁突出,压痛明显。B 超提示:子宫前位,正常大小,阴道内见液性暗区,厚约 68mm,透声差,拟行处女膜切开术。综合以上资料,为该患者确定主要的护理诊断或合作性问题,并制定相应的护理措施。

【护理诊断/问题】

1. 疼痛　与经血潴留有关。

2. 焦虑　与手术有关。

3. 情境性自尊低下　与青春期闭经有关。

4. 恐惧　与缺乏应对能力有关。

【护理措施】

(1) 和蔼对待病人,讲解疾病的发生、发展过程,讲解手术的方法,让病人及家属理解,减少其紧张情绪。

(2) 分散病人注意力，如听音乐等，减轻病人疼痛感。

(3) 术后认真倾听病人的感受，肯定病人应对的能力，根据不同心理特点进行护理。

(4) 术后指导病人采取头高脚低或半卧位，便于积血排出；注意保持阴道引流通畅，并防止创缘粘连；12 小时以后可下床活动。

(5) 一般保留尿管 1～2 日；每日外阴擦洗 2 次直至积血排尽；教会病人使用消毒卫生垫的方法，按医嘱给予抗生素预防感染。

(6) 出院前，教会病人保持外阴部清洁、干燥的方法；1 个月后到门诊复查伤口愈合的情况；嘱病人及家属注意下个周期月经来潮时经血是否通畅，如仍有下腹部胀痛及肛门坠胀等症状，应及时就诊。

【思考题】

(1) 阴道闭锁患者术后护理的要点有哪些？

(2) 患者出院时应给予哪些健康教育？

第五节　尿瘘病人的护理

【见习要求】

(1) 通过临床见习，加深对本节理论知识的理解，了解尿瘘发生原因。

(2) 熟悉尿瘘临床表现及诊断。

(3) 掌握对尿瘘妇女护理要点和措施。

【见习内容】

尿瘘。

【见习方法】

临床见习。教师讲解尿瘘病史收集的内容及要点；带领学生接触患者，收集病史；指导学生应用护理程序方法，以讨论方式进行护理评估、诊断，列出护理措施，教师点评。

一、尿瘘病史收集的内容及要点

(一) 病史

了解既往史，有无难产及盆腔手术史，找出病因。详细了解病人漏尿时间，评估病人目前存在问题。

(二) 身心状况

询问病人漏尿症状，了解病人及家属对漏尿感受，有助于缓解患者的负性情感。

(三) 诊断检查

1. 妇科检查　观察外阴部是否存在湿疹，并注意湿疹面积大小、涉及范围、有无溃疡等；通过阴道检查明确瘘孔部位、大小及周围瘢痕情况，了解阴道有无狭窄，并注意观察尿液自阴道流的方式。

2. 特殊检查　如亚甲蓝试验、靛胭脂试验、膀胱镜检等。

二、病　例

邓某，32岁，顺产后20天，尿液不自主流出10天，与变换体位有关。检查见侧卧或站立时，尿液不自主流出，大腿两侧红疹，潮红，糜烂，灼痛，行动不便。患者情绪低落，焦虑，担心治疗不好，很悲观。综合以上资料，为该患者确定主要的护理诊断或合作性问题，并制定相应的护理措施。

【护理诊断/问题】

1. 皮肤完整性受损　与尿液刺激所致外阴皮炎有关。

2. 社交孤立　与长期漏尿，不愿与人交往有关。

3. 焦虑　与长期漏尿、生活不能自理有关。

4. 长期自尊低下　与长期漏尿，应对无效有关。

5. 疼痛　与痛经有关。

【护理措施】

(1) 心理护理：了解病人的心理感受，不因病人有异味而疏远病人。

(2) 指导家属关心、理解病人，让病人感到她正与家属、医护人员一起战胜疾病。

(3) 保持正确体位，一般采取瘘孔高于尿液面卧位。

(4) 向病人解释多饮水，每日饮水量不少于3000ml，可以达到稀释尿液，自身冲洗膀胱目的。从而减少尿液对皮肤刺激，预防和缓解外阴皮炎。

(5) 积极预防咳嗽、便秘，并尽量避免下蹲等增加腹压动作。

(6) 留置尿管，注意避免尿管脱落，保持尿管通畅，拔管前注意训练膀胱肌张力。

(7) 做好术前准备和术后护理。

【思考题】

(1) 尿瘘患者的护理原则有哪些？

(2) 如何训练患者膀胱的功能？

第六节　子宫脱垂病人的护理

【见习要求】

(1) 通过临床见习，加深对本节理论知识的理解，了解子宫脱垂发生的原因。

(2) 熟悉子宫脱垂的临床表现及诊断。

(3) 掌握对子宫脱垂妇女的护理要点和措施。

【见习内容】

子宫脱垂。

【见习方法】

临床见习。教师讲解子宫脱垂病史收集内容及要点；带领学生接触患者，收集病史；指导学生应用护理程序方法，以讨论方式进行护理评估、诊断，列出护理措施，教师点评。

一、子宫脱垂病史收集的内容及要点

(一) 病史

了解病人有无产程过长、阴道助产及盆底组织撕伤等病史。同时还应评估身体其他系统健康状况,如有无慢性咳嗽、盆腹腔肿瘤、便秘等。

(二) 身心状况

了解病人有无下腹部坠胀、腰酸症状,是否有大、小便困难,阴道肿物脱出。是否在用力下蹲、增加腹压时上述症状加重,甚至出现尿失禁,卧床休息后症状减轻。病人是否出现焦虑、情绪低落;因保守治疗效果不佳而悲观失望,不愿与他人交往。

(三) 诊断检查

1. 妇科检查 注意评估脱垂子宫的程度、宫颈、阴道壁有无溃疡及溃疡面的大小、深浅等。同时,应注意有无阴道前后壁膨出。

2. 张力性尿失禁的检查

二、病　　例

卢某,62岁,发现外阴肿物17年,加重1年。体温37℃,呼吸17次/分,脉搏66次/分,血压130/78mmHg。妇科检查见:阴道前壁及后壁膨出,膀胱及直肠膨出,宫颈糜烂,充血,宫颈及部分宫体脱出阴道口外,张力性尿失禁(+)。综合以上资料,为该患者确定主要的护理诊断或合作性问题,并制定相应的护理措施。

【护理诊断/问题】

1. 舒适的改变 与长期子宫脱出影响正常生活有关。

2. 疼痛 与子宫下垂牵拉韧带、宫颈,以及阴道壁溃疡等有关。

3. 焦虑 与长期子宫脱出影响正常生活有关。

4. 排尿型态改变 与脱垂的子宫压迫膀胱颈部有关。

【护理措施】

(1) 卧床休息者落实生活护理,减少病人下床活动,减少站立时间,避免久蹲。重症患者外出检查应用轮椅推送。

(2) 指导病人练习床上仰卧位排尿或膝胸位排尿。必要时配合医师测残余尿,以决定是否放置导尿管。留导尿管者,应间歇放尿以训练膀胱功能。

(3) 保持大便通畅,每天进食蔬菜应保持500g。如有便秘,应遵医嘱使用大便软化剂。

(4) 指导病人避免增加腹压动作,如咳嗽、久站、久蹲等。

(5) 指导病人锻炼盆底肌肉,如做提肛运动。

(6) 讲解子宫脱垂的知识和预后,做好家属工作,让家属理解病人,协助其早日康复。

(7) 积极术前准备,择期手术,并做好术后护理。

【思考题】

(1) 子宫脱垂的分度怎样?

(2) 子宫脱垂术后的护理要点有哪些?

(吴瑜瑜　蔡文智)

第十七章　不孕症妇女的护理

【见习要求】

(1) 通过临床见习，加深对本章理论知识的理解，了解男、女性不孕常见因素。

(2) 熟悉不孕症诊断检查内容。

(3) 掌握不孕症概念和分类，并学会运用护理程序对不孕症妇女进行护理。

【见习内容】

不孕症妇女护理。

【见习方法】

临床见习。教师指导或讲解对不孕妇女(及其丈夫)病史收集的内容及要点；带领学生接触病人，收集病史；指导学生应用护理程序方法，以讨论方式进行护理评估、诊断，列出护理措施，教师点评。

不孕症妇女的护理

一、护 理 评 估

(一) 健康史

询问不孕妇女月经情况及伴随症状，双方结婚年龄、婚育史，以往孕产史，尤其是流产经过，有无感染、大出血等病史。询问夫妇双方性生活情况、是否采用过避孕措施、避孕的方法与时间，是否两地分居。了解双方既往史，尤其是结核病、内分泌疾病、男方腮腺炎病史。双方有无不良嗜好。家族中有无精神病、遗传病史。

(二) 身体评估

1. 症状　不孕是病人就诊的主要原因。临床上不孕症病人主诉症状多且长，因此对收集到资料要进行分析，有助于判断病人实际情况。如结核病病人可有长期低热、消瘦、月经改变；排卵异常病人有月经异常、肥胖、泌乳等；盆腔炎症病人可有下腹部隐痛、腰骶部酸痛、白带增多、月经异常等；子宫内膜异位症病人可能存在继发性痛经。

2. 体征　夫妻双方均应行全身检查以除外全身性疾病，尤其注意第二性征的发育。男方重点检查外生殖器发育情况及有无病变。女方检查主要了解内、外生殖器发育情况，子宫及附件有无压痛、增厚、包块，盆腔有无触痛结节等。

(三) 辅助检查

1. 男方精液检查　是男性检查重点，检查前禁欲5至7天，标本在1小时内送检，每一至二周复查一次，共检查三次方能做出结论。正常精液量为2～6ml，pH7.0～7.8，室温下放置5～30分钟内完全液化，如精子总数＞8000万/ml，精子活动数＞50％，正常形态精子占66％～88％者为正常。

2. 女方检查　除妇科检查内外生殖器官发育和病变外，还需进行以下检查：

(1) 卵巢功能检查：包括排卵监测和黄体功能检查。常用方法：基础体温测定、B型超声监测卵泡的发育及排卵；阴道细胞涂片、宫颈黏液检查，经前子宫内膜检查，女性激素测定等。

(2) 输卵管功能检查：常用方法有输卵管通液术、子宫输卵管碘油造影及B超下输卵管通液术，输卵管通液术不但可检查输卵管畅通与否，而且还可分离轻度宫腔粘连；子宫输卵管碘油造影术可了解子宫有无畸形、黏膜下肌瘤、息肉、子宫内膜或输卵管有无结核病变。根据造影液在盆、腹腔的弥散状态可了解盆腹腔粘连情况。

(3) 宫腔镜检查：了解宫腔内情况，能发现宫腔粘连、黏膜下肌瘤、内膜息肉、子宫畸形等。

(4) 腹腔镜检查：了解盆腔情况，可直接观察子宫、输卵管、卵巢有无病变或粘连，并可结合输卵管通液术，直视下确定输卵管是否通畅。

3. 性交后试验 夫妻双方经上述检查无异常时行此试验。选择在预测排卵期进行。试验前3天禁止性交，避免阴道冲洗或用药。在性交后2～8小时内受检。先取阴道后穹隆液检查有无活动精子，有者证明性交成功。再取宫颈黏液，若宫颈黏液拉丝长，涂以玻片上干燥后形成典型的羊齿植物状结晶，表明试验时间选择恰当，同时取宫颈管内黏液涂片检查，每高倍视野有20个以上活动精子为正常。

4. 宫颈黏液、精子相合试验 在排卵期取宫颈黏液和新鲜精液各一滴于玻片上，两者相距2～3mm，轻摇玻片使两滴液体相互接近，镜下观察若精子能穿过黏液并继续向前运行，提示精子活动力和宫颈黏液性状均正常，表明宫颈黏液中无抗精子抗体。

5. 其他 免疫学检查、染色体检查等。

(四) 心理社会评估

评估夫妇双方对不孕的心理反应。

1. 不孕妇女内心冲击 不孕妇女受到社会压力、家庭的歧视和配偶困扰，会出现一系列情绪反应，如惊讶、否认、易激怒、多疑、嫉妒、沮丧、负罪感及失落感等；不孕成为病人生存的重心而影响到生活的各方面。

2. 不孕对婚姻冲击 不孕是婚姻是一个危机事件，可引发责难与罪恶感等使夫妻关系陷入紧张状态。

二、病　　例

> 覃某，29岁，人工流产术后未孕3年。4年前与一健康男子结婚，婚后妊娠2次，均行人工流产终止妊娠；近3年未避孕一直未孕。曾行输卵管通液试验和子宫输卵管碘化油造影，结果均提示双侧输卵管堵塞。病人心理压力大，精神忧郁、沮丧、有负罪感。综合以上资料，为患者确定主要护理诊断或合作性问题，并制定相应护理措施。

【护理评估】

通过对不孕妇女健康史、身心状况及检查结果进行评估讨论。例如：

(1) 曾妊娠2次，有人工流产史。

(2) 输卵管功能检查结果提示：双侧输卵管堵塞。

(3) 病人心理压力大，精神忧郁、沮丧、有负罪感。

【护理诊断/问题】

1. 知识缺乏 与缺乏生育或不孕相关知识有关。

2. 沮丧　与治疗效果不佳或因不孕受到家庭、周围人群歧视有关。

3. 自尊紊乱　与不孕症繁杂检查、无效的治疗结果有关。

【护理措施】

1. 提供信息，纠正错误观念，增强信心　协助病人了解受孕机制，不孕原因；诊治过程中注意事项及配合方法，防止病人出现恐慌和害怕，同时纠正病人一些错误观念，消除不孕引起羞耻感，增强病人战胜疾病信心和勇气，保持良好情绪。

2. 协助医师实施检查治疗方案

（1）不孕症原因多而复杂，因此检查项目多，时间长，说服病人及家属应耐心，遵医嘱有序地进行检查。

（2）进行每项检查前，应向夫妇双方说明其目的意义、注意事项等，以取得病人配合而提高成功率。

（3）根据不同的治疗方案，提供相应的支持和帮助。

3. 提供心理支持　了解病人的各种心理问题，取得信任，并给予心理疏导和支持。

【思考题】

李某，女性，30 岁，发育良好，婚后 2 年未孕。经检查基础体温双相，子宫内膜病理为分泌期改变。男方精液常规检查为正常。该病人需要做的进一步检查是什么？如上述检查发现有异常，应采用的治疗方案是什么？

（黄亦武）

第十八章 妇女保健

【见习要求】

通过临床见习了解妇女保健的意义和内容。

【见习内容】

孕期保健,孕妇保健手册的填写。

【见习方法】

临床带教。

第一节 妇女保健的概述

一、妇女保健

妇女保健是根据妇女各时期生理特点,运用医学技术,采取直接和相关防治措施、管理方法、保障妇女生殖健康的一种保健工作,与妇女的政治、经济、社会地位密切相关。

二、妇女保健的意义

1. 妇女保健工作的意义 妇女保健以维护和促进妇女健康为目的,以群体为服务对象,以预防为主,以保健为中心,以基层为重点,开展以生殖健康为核心的妇女保健。做好妇女保健工作,保护妇女身心健康,关系到子孙后代的健康、家庭幸福、民族素质提高和计划生育基本国策的贯彻实施。

2. 妇女保健工作的目的 通过积极预防普查监护和保健措施,作好妇女各期保健,以降低患病率、消灭和控制某些疾病及遗传病的发生,控制性传播疾病的传播,降低孕产妇和围生儿的死亡率,从而促进妇女身心健康。

第二节 妇女保健工作内容

做好妇女各期保健

(一) 青春期保健

青春期保健分三级:

一级预防:指导青春期女性合理营养,培养良好个人习惯,适当进行体格锻炼和劳动,进行心理卫生和性知识等教育;

二级预防:定期体格检查,早期发现疾病和行为偏导以及减少危险因素两个方面,通过学校保健,普及青少年体格检查,及早筛查出健康和行为问题;

三级预防:对女青年疾病治疗与康复。青春期以一级预防为重点。

1. 保健内容

(1) 青春期营养:平衡搭配,不偏食,不挑食。

(2) 体育锻炼:适当的运动,经期避免剧烈运动。

(3) 卫生指导:建月经卡,经期预防感染,注意保暖,避免过度劳累,情绪稳定,少吃刺激性食物。形成痤疮时,保持皮肤清洁,防止感染。

(4) 性教育:正确引导青春期少女了解性基本知识,认识性发育过程中生理、心理变化,正确对待和处理性发育过程中的各种问题。指导青少年及其家长应对有关青春期体格发育、性发育的问题。

(5) 定期体格检查:每年一次预防性就诊。评估身体健康和心智发展情况,提供预防保健服务。对生长异常和性早熟、青春发育延迟、矮小、月经病(痛经、闭经、月经不规则)、青春期饮食障碍,进行适当诊疗及保健指导。

(6) 青春期心理卫生:正确教育和引导青春期心理卫生问题,建议青春期女生学习心理卫生课程,参与心理咨询。

2. 保健服务方法

(1) 健康指导:对青春期生长发育(体格、性生理、情感),饮食和体育活动,健康的生活方式,损伤的预防指导;疾病和情感抑郁的预防指导;家长对孩子青春期问题应对指导。

(2) 病史筛查:了解饮食习惯;对性知识的态度和行为表现;饮酒和药物使用情况、是否吸烟、是否受虐待;在校、在岗表现,学习、工作情况;了解与同伴、家庭成员间的情感关系。

(3) 全身体格检查:测血压、身高、体重并计算体重指数;分别于青春期早期、青春期中期,青春期后期进行。如果有特殊临床症状或体征,必须增加各有关系统检查与就诊次数。

(4) 必要时建议做相关专科检查。

3. 经期保健指导

(1) 保持外阴部清洁卫生,预防感染:卫生用品清洁;行经期间每天温水清洗外阴部,不宜坐浴。

(2) 注意保暖,避免受凉。

(3) 保持心情舒畅,情绪稳定。

(4) 避免参加过重的体力劳动和剧烈的体育运动。

(二) 围生期保健

围生期保健是在近代围生医学发展基础上建立的。围生期保健是指一次妊娠从妊娠前、妊娠期、分娩期、产褥期、哺乳期为孕母和胎婴儿健康所进行的一系列保健措施。

1. 孕前期保健

(1) 育龄期妇女的健康教育和指导:准备怀孕的妇女要保持良好精神状态。生活规律、工作适度,饮食营养丰富,睡眠充足,保持心理和生理放松状态。

(2) 怀孕前妇女的身体准备如下:①停用避孕药,改用工具避孕半年后准备怀孕;②积极治疗其他系统身体疾病;③对有不良孕产史、遗传病史、家族病史、传染病史者进行产前咨询;④对高危妊娠者,进行系统医学指导。

2. 早孕期保健的主要内容

(1) 了解早孕期保健的主要内容。

(2) 确诊早孕,登记早孕保健卡。

(3) 确定基础血压、基础体重。

(4) 进行高危妊娠的初筛,了解有无高血压、心脏病、糖尿病、肝肾疾病等病史,以及有无不良孕产史。询问家族成员有无遗传病史。

（5）保健指导内容：

1）避免不良因素对胚胎的影响：①远离拥挤的公共场所，避免病毒感染，戒烟酒；②生病时要遵医嘱合理用药，以防药物致畸；③避免接触有害化学制剂及放射线环境；④避免精神刺激，保持心情舒畅；⑤禁止染发，禁止用口红及涂指甲油，选择无刺激性化妆品；⑥尽早服用叶酸，预防胎儿畸形；⑦不要洗桑拿或长时间泡热水澡、接触宠物，不吃未煮熟的食物。

2）少食多餐，吃一些清淡和富有营养的食品。

3）生活起居规律，保证睡眠时间，每日适当活动，避免重体力劳动和性生活。

3. 中孕期保健

（1）中孕期保健的主要内容：①检查早孕期各种影响因素是否对胎儿有影响，进行产前诊断，预防晚孕期并发症；②加强营养，适当补充铁剂、钙剂；③监测胎儿生长发育各项指标（如宫高、腹围、体重、胎儿双顶径等）；④进行遗传筛查及产前诊断；⑤预防妊娠并发症和妊娠期高血压病，预防及治疗生殖道感染。

（2）保健指导内容：①定期产前检查；②保持情绪稳定，精神愉快；③加强营养，注意平衡膳食，保证各种营养素的摄入，预防贫血，从孕20周起每天服用铁剂；④充足的休息和睡眠，适当的户外活动；⑤和丈夫一起实施胎教；⑥不穿高跟鞋，衣着宽松舒适，内衣裤以棉质为宜，乳房要用宽松的乳罩托起，注意个人卫生；⑦居室通风良好，不宜整日在空调环境中；⑧有医学指征的孕妇需进行产前诊断。

4. 晚孕期保健

（1）晚孕期保健的主要内容：①均衡营养；②定期检测胎儿生长发育的各项指标，注意防治妊娠并发症（妊娠期高血压疾病、胎膜早破、早产、胎位异常、产前出血等）；③监测胎盘功能，及早发现并及时纠正胎儿宫内缺氧；④做好分娩前心理准备，做好乳房准备。

（2）保健指导要点：①产前检查：28～36周每两星期一次，36周后每周一次，如出现异常情况，应随时去医院检查；②自我监护：自28～30周起，每天定时测胎动；③生活起居：保证充足的睡眠，每天8～9小时，尽可能采取左侧卧位；④注意个人卫生，勤换衣裤，勤洗澡，避免盆浴；⑤禁止性生活，以免发生早产和感染；⑥接受分娩前准备教育，做好自然分娩和母乳喂养的准备。

5. 产时保健

（1）产时保健主要内容为“五防一加强”

1）防感染，严格执行无菌操作规程，防产褥感染和破伤风。

2）防滞产，注意产妇精神状态，给予安慰和鼓励，密切观察宫缩，定时了解宫口扩张和胎先露部下降，及时识别头位难产。

3）防产伤，尽量减少不必要的干预及不适当操作或暴力，提高接产质量。

4）防出血：及时纠正宫缩乏力，及时娩出胎盘，注意产后2小时出血量。

5）防窒息：及时处理胎儿窘迫，接生时做好新生儿抢救准备。

6）加强产时监护和产程处理。

（2）保健指导要点：①保持精神放松，宫缩间歇可适当活动，宫缩时采取舒适的姿势。②产程中多食高能量易吸收的食物及水。③及时排空大、小便，使产道通畅，有利于胎头下降。④放松的方法：深呼吸、缓慢的呼吸、听音乐、看电视、聊天、唱歌、低声呻吟。⑤注视一个固定物体，集中精力于自己的呼吸，使自己平静以帮助脑海中忘掉宫缩痛。⑥想象：可爱的宝贝、花蕾、浪花、爱、冲浪。

6. 产褥期保健

（1）产褥期保健主要内容

1）认真观察产妇子宫复旧情况、手术伤口情况、有无乳腺感染及生殖道感染。

2）产前有并发症者争取在产褥期内治愈。

3）保持舒适的休养环境，饮食营养丰富，指导产妇适当活动，做产后健康操。

4）保健指导方法：①呼吸运动：仰卧，两臂直放于体侧，深吸气收腹，呼气。②缩肛运动：仰卧，两膝分开，再用力向内合拢，同时收缩肛门，然后双膝分开，并放松肛门。③举腿运动：仰卧，两臂直放于体侧，双腿轮流举高与身体成一直角。④挺腹运动：仰卧，双膝屈起，双足平放在床上，抬高臀部，使身体重量由肩及双足支持。⑤仰卧起坐运动。⑥腰部运动：跪姿；双膝分开，肩肘垂直，双手平放于床上，腰部进行左右旋转。⑦全身运动：跪姿，双臂支撑于床上，左右腿交替向背后高举。

(2) 鼓励家属关心产妇，预防产后抑郁

(3) 每日外阴、皮肤和乳房清洗，保持局部清洁

（三）围绝经期及绝经后妇女保健

1. 围绝经期妇女保健

(1) 合理安排生活，平衡营养，心情舒畅，适当锻炼身体。

(2) 保持会阴清洁，预防感染。

(3) 阴道流血及时诊治。

(4) 定期妇女病和肿瘤普查，早发现、早诊断、早治疗。

(5) 避孕至月经停止 12 个月以上。

(6) 应用激素替代治疗防治绝经期综合征等。

(7) 补充钙剂，防骨质疏松。

(8) 肛提肌锻炼。

2. 绝经后妇女保健

(1) 起居规律，饮食合理，心情舒畅，适度锻炼。

(2) 保持外阴清洁，预防发生感染。

(3) 积极诊治阴道流血。

(4) 进行肛提肌锻炼。

(5) 定期妇科检查及全身检查。

(6) 补充钙剂，继续行激素替代治疗，但应适当减量。

【附录：妇女保健统计指标】

妇女联合保健统计能评价妇幼保健工作的质量和效果，反映妇幼保健工作的水平，这为进一步做好妇幼保健工作提供科学依据。

（一）妇女病普查普治常用的统计指标

$$普查率=\frac{期内(次)实查人数}{期内(次)应查人数}\times 100\%$$

$$患病率=\frac{期内患病妇女人数}{期内受检查妇女人数}\times 100\%$$

$$治愈率=\frac{治愈病例数}{患病妇女总例数}\times 100\%$$

（二）孕产期保健指标

1. 孕产期保健工作统计指标

$$孕产妇系统保健率=\frac{期内接受孕产妇系统保健的产妇数}{同期妇女总数}\times 100\%$$

$$孕产妇产前检查覆盖率=\frac{期内接受一次及以上产前检查的产妇数}{期内孕妇总数}\times 100\%$$

$$产前检查人均次数=\frac{期内产前检查总人次数}{期内产妇总数}\times 100\%$$

$$产后访视率=\frac{期内产后访视的产妇数}{期内分娩的产妇数}\times 100\%$$

$$住院分娩率=\frac{期内住院分娩的产妇数}{期内分娩产妇数}\times 100\%$$

2. 孕产期保健质量指标

$$高危孕妇发生率=\frac{期内高危孕妇数}{期内孕(产)妇总人数}\times 100\%$$

$$妊娠期高血压疾病发生率=\frac{期内患病人数}{同期产妇总人数}\times 100\%$$

$$产后出血率=\frac{期内产后出血人数}{同期产妇总人数}\times 100\%$$

$$产褥感染率=\frac{期内产褥感染人数}{同期产妇总数}\times 100\%$$

$$死产率=\frac{某地某时期孕\ 28\ 以上死产数}{该地同期孕\ 28\ 周以上死产数+活产数}\times 100\%$$

3. 孕产期保健效果指标

$$围生儿死亡率=\frac{孕\ 28\ 足周以上死胎、死产数+生后\ 7\ 日内新生儿死亡数}{孕\ 28\ 足周以上死胎、死产数+活产数}\times 1000‰$$

$$孕产妇死亡率=\frac{年内孕产妇死亡数}{所内孕产妇总数}\times 10\ 万/10\ 万$$

$$新生儿死亡率=\frac{期内生后\ 28\ 日内新生儿死亡数}{同期活产数}\times 1000‰$$

$$早期新生作死亡率=\frac{期内生后\ 7\ 日内新生儿死亡数}{同期活产数}\times 1000‰$$

$$晚期新生儿死亡率=\frac{期内生后\ 8\ 日到\ 28\ 日内新生儿死亡数}{同期活产数}\times 1000‰$$

（三）计划生育统计指标

$$人口出生率\frac{某年出生人数}{该年平均人口数}\times 1000‰ \qquad 人口死亡率=\frac{某年总死亡率}{该年人口数}\times 1000‰$$

$$人口自然增长率=\frac{年内人口自然增长数}{年平均人口数}\times 1000‰$$

$$晚婚率=\frac{初婚中符合晚婚年龄人数(男/女)}{全年初婚人数(男/女)}\times 100\% \qquad 节育率=\frac{落实节育措施的已婚夫妻对数}{已婚有生育能力的育龄夫妻对数}\times 100\%$$

$$绝育率=\frac{夫妻(男方或女方)绝育对数}{已婚有生育能力的育龄夫妻对数}\times 100\%$$

【思考题】

（1）如何指导经期妇女做经期保健？

（2）早孕期需避免哪些不良因素对胚胎的影响？

（3）孕妇对胎儿自我监测的内容都有哪些？

（4）如何指导产褥期妇女做好自我保健？

（5）围绝经期妇女的保健包括哪些内容？

（刘　花）

第十九章　妇产科常用护理技术

【见习要求】

初步学会妇科常用护理技术的用物准备、操作方法及注意事项。

第一节　会阴擦洗

【见习内容】

保持妇产科术后留置导尿管者、会阴有伤口者、患有急慢性外阴炎者、长期卧床,生活不能自理患者,会阴及肛门部清洁,促进病人舒适和会阴伤口愈合,防止生殖系统、泌尿系统的逆行感染。

【见习准备】

1. 护士准备　洗手、戴口罩,向病人解释会阴擦洗的作用及注意事项。

2. 用物准备　会阴擦洗包(弯盘2只、大棉球16个、干纱布1块、无菌镊子或消毒止血钳2把、一次性会阴垫巾1块、薄膜手套1副),棉球罐,无菌持物钳,无菌弯盘。根据病情选择擦洗液,常用擦洗液有:0.02%碘伏溶液,1∶5000高锰酸钾溶液,0.1%苯扎溴铵溶液或2%～4%的碳酸氢钠溶液等。

3. 病人准备　让病人能够了解会阴擦洗的作用并积极配合,病人取截石位,排空膀胱。

4. 环境准备　关闭门窗、调节室温、屏风或窗帘遮挡、注意保护病人隐私。

【操作步骤】

(1) 护士洗手、戴口罩,向消毒小弯盘中夹数个浸透擦洗液的棉球、两把止血钳,然后用消毒大弯盘扣盖着小弯盘,用治疗巾包好弯盘,备好用物,推至病人床前,护士站病人右侧。

(2) 核对病人,告知病人会阴擦洗的目的、方法,以取得病人的配合,嘱病人排空膀胱,脱下一条裤腿,取膀胱截石位,臀下垫好橡皮中单、治疗巾,暴露外阴部,注意保暖。

(3) 协助病人取屈膝仰卧位,两腿略外展,暴露外阴。

(4) 将会阴擦洗包在治疗车上打开,戴手套,取出一次性会阴垫巾垫于病人臀下。

(5) 按操作顺序将用物摆放于两腿之间,用一把镊子或消毒止血钳夹取干净的药液棉球,用另一把镊子或止血钳夹住棉球进行擦洗,第1遍擦洗顺序为自上而下、由外向内进行,先擦洗一侧,依次擦洗阴阜→大腿内侧上1/3→大阴唇及阴唇沟→小阴唇,更换棉球,同法擦洗另一侧,最后擦洗肛周及肛门;第2遍及以后擦洗顺序为自上而下、由内向外,先擦洗一侧,依次擦洗阴阜→小阴唇及阴唇沟→大阴唇→大腿内侧上1/3,更换棉球,同法擦洗另一侧,最后擦洗肛周及肛门。对会阴有伤者,应更换药液棉球,单独擦洗会阴伤口,非感染性伤口由内至外擦洗,感染性伤口由外至内擦洗。

(6) 擦洗结束后,用干纱布擦干会阴部,为病人更换消毒会阴垫,协助病人穿好裤子,并整理好床铺。

(7) 洗手,记录病人会阴部皮肤情况,有无红肿、破损、裂伤、出血,会阴部水肿或疼痛程度;阴道分泌物及排液情况,白带性状、产后恶露及有无出血等;并记录擦洗用药液等。

【注意事项】

(1) 护理人员每完成一次擦洗后均应清洁双手，然后再护理下一位患者，最后擦洗有伤口感染的病人，以避免交叉感染。

(2) 对有留置导尿管者，要将尿道口周围反复擦洗干净，应注意导尿管是否通畅，避免脱落或打结。

(3) 会阴冲洗时应注意用无菌纱球堵住阴道口，防止污水进入阴道，导致上行感染。

(4) 擦洗时，应注意观察会阴部及会阴伤口周围组织有无丘疹、红肿、分泌物及其他性质的病变和伤口愈合情况。发现异常及时记录并向医生汇报。

第二节 阴道冲洗

【见习目的】

减少阴道分泌物，缓解局部充血，用以控制和治疗阴道炎、宫颈炎，也是手术前清洁阴道及后穹隆的方法。

【见习准备】

(1) 消毒灌肠筒一个、橡皮管、灌洗头、治疗盘、无菌治疗碗各一个，阴道窥器 1 个、卵圆钳 1 把、消毒大棉球若干及消毒卫生垫。

(2) 常用灌洗液有 1∶5000 高锰酸钾溶液、0.02％聚维酮碘溶液、生理盐水、10％洁尔阴、4％硼酸溶液、0.2％苯扎溴铵溶液、0.5％醋酸、1％乳酸、2％～4％碳酸氢钠溶液等。

【操作方法】

(1) 患者排空膀胱后取膀胱截石位，暴露外阴，臀下铺橡皮中单，中单上放便盆。

(2) 灌洗筒挂于距床沿 60～70cm 支架上，排去管内空气，调节适当水温(40℃左右)。

(3) 需配制冲洗液 500～1000ml，先冲洗外阴部，然后分开小阴唇，将灌洗头沿阴道侧壁插入至后穹隆，边冲洗边在阴道内左右上下移动。灌洗液剩下 100ml 时，拔出再冲洗外阴部。

(4) 扶患者坐于便盆上，使阴道内存留的液体流出后，撤离便盆，擦干外阴并整理床铺。

【注意事项】

(1) 洗液以 41～43℃为宜，温度不可过低或过高。

(2) 灌洗筒与床沿的距离不超过 70cm。避免压力过大，水流过速。

(3) 灌洗头插入不宜过深，灌洗时，动作要轻柔。尤其是宫颈癌患者，因癌组织脆弱，易受损害而致出血。

(4) 经期、产后或人工流产术后宫口未闭、宫颈癌患者有活动性出血者，禁作阴道灌洗。某些产后 10 天后或某些妇产科手术 2 周后的病人，若合并阴道分泌物异常、阴道伤口愈合不良等，可行低位阴道灌洗，灌洗筒高度一般不超过床沿 30cm，避免污物进入宫腔或损伤阴道残端伤口。

(5) 未婚妇女有灌洗必要时，可用导尿管。

(6) 注意滴虫性阴道炎患者，应用酸性溶液灌洗；阴道假丝酵母菌病患者，则用碱性溶液灌洗；而非特异性炎症者，用一般消毒液或生理盐水。

第三节　会阴湿热敷

【见习目的】

(1) 可改善局部血液循环,提高组织活力,增强白细胞的吞噬功能。

(2) 有利于炎症的局限和吸收,促进局部组织的生长和修复。

(3) 常用于会阴水肿、血肿、伤口硬结及早期感染等患者。

【见习准备】

1. 护士准备　洗手、戴口罩,核对产妇的床号、姓名,向产妇解释会阴湿热敷的作用及注意事项。

2. 用物准备　会阴擦洗盘,棉垫 1 块,无菌干纱布数块,医用凡士林,煮沸 50%硫酸镁溶液浸泡纱布数张,红外线灯。

3. 产妇准备　让产妇能够了解会阴湿热敷的作用并积极配合,取膀胱截石位。评估产妇一般状况及阴道分泌物的性状、会阴切口周围的皮肤情况及疼痛程度。

4. 环境准备　调节室温,注意遮挡产妇,保护隐私。

【操作步骤】

1. 协助产妇取截石位,在两腿间打开会阴擦洗包,将一次性垫巾垫于产妇臀下。

2. 戴手套,行会阴擦洗。

3. 用两把镊子将煮沸的会阴湿敷垫拧至不滴水,抖开,覆盖于湿热敷部位,外面盖上棉垫保温。

4. 一般每 3～5 分钟更换会阴湿敷垫 1 次,也可用红外线灯照射,延长更换时间,1 次湿热敷约 15～30 分钟。

5. 湿热敷完毕,更换清洁会阴垫,协助产妇取舒适卧位,并整理好产妇床单位。

6. 整理用物,洗手并记录。

【注意事项】

(1) 热敷面积为病灶范围的 2 倍。

(2) 护士可用手腕掌侧皮肤试温,应无烫感。湿热敷温度一般为 41～48℃。注意防止烫伤,对休克、虚脱、昏迷及术后感觉不灵敏者尤应警惕。

(3) 在热敷过程中,护士应随时评价热敷效果,记录会阴湿热敷部位、时间、效果,并提供患者一切生活护理。

第四节　阴道或宫颈上药

【见习目的】

使药物直接作用于局部炎性病变,常用以治疗阴道炎、宫颈炎及术后阴道残端感染。

【见习准备】

(1) 窥阴器、阴道冲洗用品 1 套,长镊子 1 把,一次性手套 1 双,无菌干棉球若干。

(2) 常用药品有 20%～50%硝酸银溶液,20%～50%铬酸溶液,1%甲紫,2%碘甘油,喷雾剂及阴道栓剂等。

【操作步骤】

1. 查对 查对床号、姓名，介绍其目的、方法及注意事项，以取得患者合作。

2. 体位 患者躺在妇科检查床上，取膀胱截石位、臀部垫一次性治疗巾。

3. 阴道后穹隆塞药 首先行阴道冲洗或坐浴，将药物置于阴道后穹隆处，可教会患者自行放置。指导患者于临睡前上药，以保证药物局部作用的时间，每日 1 次，10 次为一疗程。上药前需洗净双手或戴上一次性手套，用一手食指将药片向阴道后壁推进至食指完全伸入为止，药片推进至阴道后穹隆处。

4. 喷雾器上药 把各种粉剂和消炎药喷撒于阴道壁或宫颈表面，如磺胺嘧啶、呋喃西林、土霉素、喹乙醇等，使药物粉末均匀散布于炎性组织表面。一般 1 天或隔天上药 1 次，每 7～10 天为一疗程。

5. 腐蚀性药物上药 多用于慢性宫颈炎。用长棉签蘸 20%～50%硝酸银溶液涂遍宫颈糜烂面，再插入宫颈管内，深约 0.5cm，稍候用生理盐水棉球洗去表面多余的药液。最后用干棉球吸干，每周 1 次，一个月一疗程。

6. 宫颈棉球上药 适用于宫颈亚急性或急性炎症伴有出血者，常用药物有止血药粉或抗生素等，用带有线尾的棉球蘸药后塞至子宫颈处，将线尾置于阴阜侧上方并用胶布固定，嘱患者于放药 12～24 小时后取出。一般 1 天或隔天上药 1 次，每 7～10 天为一疗程。

【注意事项】

(1) 应用腐蚀性药物时必须由护士操作，在窥阴器扩开阴道直视下进行，只涂于宫颈病灶局部，不得涂于病灶以外的正常组织，以免造成不必要的损伤。上药前应将纱布或小棉球垫于阴道后壁及后穹隆部，以免药液下流灼伤正常组织，涂好后，即应如数取出所垫纱布或棉球，宫颈上如有腺体囊肿，应刺破，并挤出黏液擦净后再上药。

(2) 月经期及子宫出血者不应从阴道给药。

(3) 用药后禁止性生活。

(4) 阴道栓剂最好晚上或休息时上药，以免活动时脱出，影响治疗效果。

(5) 棉签上的棉花必须捻紧，涂药须沿着同一方向转动，以防药棉落入阴道难以取出。

(6) 未婚妇女用药，不要使用窥阴器，可用手将药片推入阴道深处或用长棉签涂抹。

第五节 坐 浴

【见习目的】

为妇产科常用的局部治疗方法，借助水温与药液的作用，促进局部组织的血液循环，增强抵抗力，减轻外阴局部的炎症及疼痛，使创面清洁，有利于组织恢复，适用于各种外阴、阴道炎症的辅助治疗和术前准备。

【用物和药液准备】

(1) 坐浴盆、坐浴架、无菌纱布 1 块。

(2) 药液包括：

1) 滴虫性阴道炎溶液：41～43℃的温热溶液 2000ml；常用 0.5%醋酸溶液、1%乳酸溶液或 1∶5000 高锰酸钾溶液。

2) 阴道假丝酵母菌病：一般用 2%～4%碳酸氢钠溶液。

3) 老年性阴道炎：常用 0.5%～1%乳酸溶液。

4）外阴炎及其他非特异性阴道炎、外阴阴道手术前准备：可用1∶5000高锰酸钾溶液；1∶2000苯扎氯铵溶液；0.025%碘伏溶液；中成药液如洁尔阴、肤阴洁等溶液。

【操作方法】

按比例配制好溶液，将坐浴盆置于坐浴架上，嘱患者排空膀胱后将整个臀部和外阴全部浸泡于溶液中，持续20分钟左右，随时调节水温。结束后用无菌纱布蘸干外阴部。

【注意事项】

(1) 坐浴溶液严格按比例配制，浓度太高容易造成黏膜烧伤，浓度太低影响治疗效果。

(2) 月经期妇女、阴道流血者、孕妇、产后7天内的产妇禁止坐浴。

(3) 坐浴过程中注意室温及保暖，防止受凉。

【思考题】

(1) 外阴擦洗的目的是什么？

(2) 坐浴的注意事项有哪些？

（蔡宏亚）

第二十章　妇产科诊疗及手术病人的护理

第一节　生殖道细胞学检查

女性生殖道细胞主要指阴道上段、宫颈阴道部、子宫、输卵管的上皮细胞。女性生殖道细胞由于受到卵巢激素的影响，具有周期性的变化。女性生殖道细胞的检查不仅可以反应体内女性激素的水平，还可协助诊断生殖系统某些恶性肿瘤，也是临床防癌普查的重要检查手段，操作简便，经济实用。

【见习目的】

了解生殖道脱落细胞检查方法及其意义。

【见习用具】

阴道窥器1个、木质宫颈小刮片2个，宫颈刷片用物1套、载玻片数个、无菌棉签及棉球、固定液(95%乙醇)、标本瓶1个。

【见习方法】

1. 阴道涂片法　病人取膀胱截石位，阴道窥器扩张阴道后用无菌干棉签轻刮阴道侧壁分泌物及浅层细胞，刮取部位一般在阴道上1/3段侧壁。未婚女性可用0.9%氯化钠浸湿棉签后深入阴道刮取，然后将刮取物匀薄地、向一个方向涂在干燥的玻片上，置于95%乙醇中固定。

2. 宫颈刮片法　本法是早期宫颈癌筛查的重要方法。病人取膀胱截石位，阴道窥器扩张阴道后，以宫颈外口为圆心，用宫颈刮板轻刮1周，取材部位在宫颈外口鳞柱状上皮交界处。将刮取物匀薄地涂在载玻片上并固定。刮取时动作应轻柔，避免损伤组织引起出血而影响检查结果。如果白带过多应先拭净后再刮取。

3. 宫颈管涂片法　用于了解宫颈管内情况。先用无菌棉球将宫颈表面分泌物拭净。用特制的宫颈刷深入宫颈管内轻轻旋转1周取出宫颈管上皮后，立即将宫颈刷置于在特制细胞保存液内，通过离心或过滤膜、分离血液和黏膜，使上皮细胞均匀地分布在载玻片上，提高了检测宫颈鳞状上皮低度和高度病变的灵敏度。

【注意事项】

(1) 操作前向病人讲解生殖道脱落细胞检查的知识，取得病人积极配合；指导病人在检查前24小时内禁止性交，行阴道检查及阴道内放置药物治疗等。同时备好各种检查物品。

(2) 操作过程中动作应轻、稳、准，防止刮伤组织引起出血。若白带过多应先拭净后再刮取。

(3) 载玻片应清洁干燥，涂片需向一个方向均匀涂抹，禁止来回涂抹以免破坏细胞。

(4) 涂好的载玻片应做好标记，固定后及时送检。

(5) 向病人讲解检查结果的临床意义。及时将检查结果反馈给医生。

第二节　宫颈活组织检查

宫颈活组织检查指子宫颈活体组织检查，是从宫颈上取一小块或几小块活组织做病理检查，确定诊断，大多用在宫颈可疑有癌变，或特异性炎症，或宫颈刮片有可疑癌细胞。

一、局部活组织检查

【见习目的】

了解宫颈活组织检查方法及检查意义。

【见习材料】

扩阴器1个，宫颈钳1把，宫颈活检钳1，无齿长镊1把，带尾棉球或带尾纱布卷棉球、棉签若干，标本瓶4～6个以及消毒液。

【见习方法】

(1) 宫颈活检：用阴道扩器暴露宫颈并消毒，用活检钳在可疑部位取材或多点取材（一般于宫颈外口鳞柱上皮交界处或特殊病变处多点取材），将取下的组织放入95%乙醇或10%甲醛液中固定，送病理切片检查。取材后以纱布压迫创面止血。

(2) 子宫内膜活组织检查：于月经来潮前12～24小时内采取。术前排空膀胱，常规消毒外阴及阴道，扩阴器暴露宫颈，用探针探明宫腔的深度及曲度，用内膜刮匙自两侧宫角处开始自上而下（避免来回刮）刮取子宫内膜送病理切片检查。

(3) 可疑宫颈癌者，在宫颈按时钟位置3、6、9、12点4处钳取，也可在阴道镜下于可疑处取材。

(4) 手术结束时用长纱条压迫钳取部位，以达到压迫止血的目的，并将尾端留在阴道口外，嘱患者于24小时后自行取出，如出血多，必须立即就诊。

(5) 将所取组织分别放在标本瓶内，并做好部位标记。

【注意事项】

(1) 嘱病人在检查24小时内禁性生活、阴道冲洗及避免应用任何化学药物刺激等。

(2) 为幼女及未婚妇女取标本时，注意防止棉签上的棉花掉入阴道，同时勿触及外阴部以免影响检查结果。

(3) 根据检查目的不同，规范采集标本方法，涂片应符合要求。

(4) 涂片时应均匀轻柔地向一个方向涂于载玻片上面，不可涂得太厚或来回涂擦以免损坏细胞而影响结果。

(5) 患生殖道急性炎症者，须待治愈后方可检查，以免炎症扩散。

(6) 病人术后保持会阴清洁，1个月内禁止盆浴及性生活。

二、诊断性宫颈锥切术

【见习目的】

了解诊断性宫颈锥切术的方法及检查意义。

【见习材料】

扩阴器1个，宫颈扩张器4～7号，子宫探针1个，宫颈钳1把，宫颈活检钳1把，无齿长镊1把，带尾棉球或带尾纱布卷、棉球、棉签若干，碘酒，标本瓶4～6个以及消毒液。

【见习方法】

(1) 病人取膀胱截石位。

(2) 用阴道窥器暴露宫颈并常规消毒，宫颈钳夹持固定宫颈。擦净黏液及分泌物，碘试验显示不着色区。

(3) 环切宫颈：应用尖刀（诊断性目的的不宜用电刀以免影响诊断结果）于宫颈口外做

一环形切口，尖部向颈管内侧倾斜 45°，切除标本应如圆锥体。

(4) 将取下的组织放入 95%乙醇或 10%甲醛液中固定，送病理切片检查。取材后创面渗血可行电灼止血、缝扎止血或碘仿纱条、止血明胶海绵、纱布压迫止血。

【注意事项】

(1) 术前向病人解释，以取得病人积极配合。

(2) 严格执行无菌操作，以防发生感染。

(3) 仔细核对病人姓名及标本部位是否相符。如宫颈锥切处出血，可用带线棉球或纱条填塞压迫止血，次日自行或由医生取出，切勿将填塞物遗留在阴道内超过 24 小时。

(4) 术后应保持会阴清洁，1 个月内禁止盆浴及性生活。

第三节 常用穿刺检查

一、经腹壁腹腔穿刺

经腹壁腹腔穿刺是指在无菌条件下用穿刺针经腹壁进入腹腔，抽取腹腔及盆腔积液进行化验检查、细菌培养及脱落细胞学检查，从而达到诊断的目的。

【见习目的】

掌握经腹壁腹腔穿刺法。

【见习材料】

穿刺包 1 个(内有无菌孔巾，腰椎穿刺针或长穿刺针 1 个、20ml 注射器一支、换药碗一个、纱布若干、无菌导管和橡皮管)无菌手套 1～2 副，利多卡因注射液、一次性引流袋、腹带、一次性垫巾。

【见习方法】

(1) 经腹 B 超引导穿刺，患者膀胱需充盈；经阴道 B 超引导穿刺，患者需排空膀胱。

(2) 嘱病人取坐位或侧卧位或半坐卧位，注意保暖。用一次性垫巾置于穿刺点下方，避免污染床单及衣裤。

(3) 常规消毒穿刺点位置，铺好无菌孔巾。穿刺点一般选择在左下腹，局麻。用穿刺针从选定的穿刺点垂直进针，通过腹壁后，有突破感，拔出针芯，如有液体流出，随即连接注射器或引流袋，按需要量抽取液体或注入药物。

(4) 拔出针头后穿刺部位局部消毒，穿刺点以无菌纱布覆盖，压迫片刻后，用胶布固定。

【注意事项】

(1) 严密观察病人的生命体征，及时向其解释检查的意义，并为其提供心理支持。

(2) 如抽出液为血液，应注意是否在短时间内凝集，血液凝固为血管内血液。若血液不凝则为腹腔内血液，若抽出液体为不凝固的陈旧性血液或混有小血块时，可能为陈旧性宫外孕。抽出液应注明标记并及时送检。若抽出液为脓性，应行细菌培养和药物敏感试验。

二、经阴道后穹隆穿刺

经阴道后穹隆穿刺是指在无菌情况下，用长穿刺针从阴道后穹隆刺入盆腔抽取标本。直肠子宫凹陷是腹腔最低部位，如腹腔内有积血、积液、积脓等易存于此部位。阴道后穹隆与子宫直肠凹陷毗邻，故选择经阴道后穹隆穿刺是妇产科临床常用的辅助诊断方法。

【见习目的】

掌握经阴道后穹隆穿刺法。

【见习材料】

阴道窥器1个，宫颈钳1把，7～9号腰椎穿刺针、10ml注射器1个，无菌试管1～2个，换药碗1个、纱布、孔巾及无菌手套1～2副。

【见习方法】

(1) 病人排空膀胱，取膀胱截石位，常规消毒外阴、铺无菌孔巾。

(2) 放置阴道窥器充分暴露宫颈与阴道后穹隆，用0.2%聚维酮碘溶液局部消毒。

(3) 用宫颈钳夹持宫颈后唇向前牵引，充分暴露阴道后穹隆，再次用碘伏消毒。

(4) 将针头与针管连接后，在阴道后穹隆中央或稍偏患侧，与宫颈平行方向刺入，当针穿过阴道壁后失去阻力、有落空感时，表示进入直肠子凹陷，调整针头偏向患侧，边抽边退。

(5) 吸取完毕后拔针，局部以无菌纱布压迫片刻，止血后取出宫颈钳和阴道窥器。

【注意事项】

(1) 严密观察病人生命体征，重视病人的主述并及时进行解释。

(2) 穿刺时应注意进针的方向、深度，防止伤及直肠和子宫。

(3) 抽出物为血液，应放在针筒内静止3～5分钟，血液凝固表示穿刺针误入血管；血液不凝固者为腹腔内出血，如混有小血块者，亦为腹腔内积血。抽出液体注明标记及时送检。

(4) 术毕，病人卧床休息1小时，凡有面色苍白，血压下降及剧烈腹痛者，需及时处理。

三、经腹壁羊膜腔穿刺

经腹壁羊膜腔穿刺适用于产前诊断，进行羊膜腔内注药，用于促胎肺成熟、引产终止妊娠等治疗。

【见习目的】

掌握经腹壁羊膜腔穿刺法。

【见习材料】

同阴道后穹隆穿刺。

【见习方法】

(1) 术前先行B超检查，穿刺时尽量避开胎盘位置。

(2) 孕妇排空膀胱，取仰卧位，消毒皮肤，铺无菌孔巾。

(3) 穿刺点进行局部浸润麻醉。用腰椎穿刺针垂直进针，经腹壁及宫壁有两次落空感表示穿刺针进入羊膜腔内。

(4) 拔出穿刺针芯有羊水溢出后抽取羊水送检或注入药物。

(5) 拔针后用无菌干纱布加压压迫穿刺点5分钟，再用胶布固定。

【注意事项】

(1) 穿刺前向病人及家属说明操作过程、目的等，取得病人的积极配合。

(2) 产前诊断出生缺陷或鉴定胎儿性别，应选择妊娠16～20周进行，中期妊娠引产宜在妊娠16～26周进行。

(3) 术中严格无菌操作规程，穿刺不成功重新穿刺最多不超过2次。穿刺完毕后注意观察病人有无羊水栓塞的表现。

(4) 穿刺术后病人应减少活动，护士应注意观察穿刺点有无液体渗出或流血，注意胎心音及胎动的变化，若有异常立即通知医生处理。

第四节 会阴切开术

会阴切开术是最常见的产科手术。适用于会阴条件不良造成的分娩阻滞、自然分娩或助产可能引起的会阴损伤者，以及预防胎儿颅内出血等情况。常用术式有会阴后—侧切开和会阴正中切开两种。

【见习目的】

了解会阴切开术方法及其意义。

【见习准备】

会阴切开缝合包 1 个，其中包括剪刀 1 把，20ml 注射器 1 个，长穿刺针头 1 个，弯血管钳 4 把、持针器 1 把、2 号圆针 1 枚，治疗巾 4 张，纱布 10 块，1 号丝线 1 团，肠线 1 根，利多卡因一支。

【见习方法】

(1) 会阴后—侧切开：多选择会阴左后—侧切开。产妇取膀胱截石位，冲洗消毒会阴并铺巾。用 0.5%利多卡因在准备切开侧的会阴部做局部麻醉。术者左手示指、中指伸入阴道与胎先露之间，将会阴侧切剪放置于会阴后联合中线偏左侧 45°的位置，于子宫收缩时剪开会阴皮肤和黏膜 4～5cm。注意剪开的会阴部皮肤和黏膜的切开长度一致。

(2) 胎盘娩出，检查阴道有无其他部位裂伤后，用 0 号肠线或 1 号肠线缝合阴道黏膜及黏膜下组织，用 2/0 号可吸收性缝线缝合会阴部肌层、皮下组织，常规丝线缝合会阴部皮肤。缝合皮肤时应注意对齐、松紧适宜，不留无效腔，避免血肿发生。

(3) 缝合后行肛门指诊检查，了解有无肠线穿过直肠黏膜及有无阴道后壁血肿。

(4) 会阴正中切开：冲洗消毒会阴并铺无菌孔巾，局麻后，沿会阴后联合中线垂直切开 2.5～3cm。切开后立即保护会阴，注意使胎头以最小径线娩出。

(5) 胎盘娩出后，检查阴道有无其他部位裂伤，用 1 号肠线缝合阴道黏膜至阴道口，用常规丝线缝合皮肤。

(6) 在娩出胎头时应注意避免切口延长导致会阴Ⅲ度裂伤，损伤肛门括约肌。

【注意事项】

(1) 术前向产妇或家属做好解释工作，取得产妇积极合作。

(2) 术前严密观察产程，正确掌握会阴切开的时机；术中指导产妇正确使用腹压，协助完成胎儿经阴道娩出。

(3) 术后保持外阴清洁，每日常规外阴擦洗 2 次，大便后及时擦洗、更换消毒会阴垫。

(4) 指导产妇取健侧卧位，防止恶露浸渍伤口，影响愈合。

(5) 注意观察会阴伤口肿胀、疼痛等情况，若有异常及时报告医生进行局部湿热敷或湿敷，同时可配合局部理疗。

(6) 会阴侧切后 5 天拆线；正中切开术则于术后第 3 天拆线。

第五节 胎头吸引术

胎头吸引术是将胎头吸引器置于胎儿头顶部，形成一定负压后吸住胎头，通过牵引以加速协助胎儿娩出的一种助产术。

【见习目的】

了解胎头吸引术方法及其意义。

【见习准备】

胎头吸引器1个，50ml注射器1个，一次性吸引管1根，吸氧面罩1个，血管钳2把、持针器1把、2号圆针1枚，治疗巾2张，纱布4块，1号丝线1团，肠线1根，利多卡因一支。

【见习方法】

(1) 产妇取膀胱截石位，导尿排空膀胱。

(2) 确定是否宫口开全、了解胎方位、先露高低、胎膜是否已破，头盆是否相称。

(3) 初产妇会阴体较长或会阴部坚韧者行会阴切开术，经产妇视会阴松紧情况而定。

(4) 放置吸引器：左手示、中指撑开阴道后壁，右手持涂有润滑剂的吸引器经阴道后壁送入，左手随即依次拨开阴道侧壁及前壁，使吸引器完全滑入阴道内与胎头顶端紧贴。检查有无阴道壁或宫颈组织夹于吸引器内。

(5) 抽吸负压：缓慢用针筒抽气形成负压，一般抽150～180ml空气较适合，使之形成26.7～40.0kPa负压。抽气必须缓慢，使胎头在缓慢负压下形成产瘤再牵引，可减少吸引器滑脱失败，减少对胎头的损伤。

(6) 宫缩时按分娩机制旋转牵引，至胎头枕部娩出时取下吸引器。胎头仰伸娩出时应注意保护会阴。

【注意事项】

(1) 抽气适当，负压宜缓慢形成。牵引时间不超过10～20分钟。

(2) 吸引器滑脱2次应改用其他方法。牵引小如有漏气或脱落，表示吸引器与胎头未能紧密接合，其原因可能为组织嵌入吸引器、胎方位不正、牵引方向有误、负压不够以及吸引器未与胎头紧密附着等原因。

(3) 术毕检查产妇软产道及胎头有无损伤，及时缝合软产道的撕裂伤及会阴切口。

(4) 术后新生儿常规给予维生素K及维生素C预防颅内出血，并严密观察新生儿有无头皮损伤、头皮血肿、颅内出血等损伤。

(5) 每日常规擦洗产妇外阴2次，保持会阴清洁、及时更换消毒会阴垫。

第六节　产　钳　术

产钳术是应用产钳牵拉胎头以娩出胎儿的手术。

【见习目的】

了解产钳术的方法及意义。

【见习材料】

会阴切开缝合包1个、无菌产钳1副、吸氧面罩1个、麻醉药、抢救药品。

【见习方法】

(1) 产妇平卧取膀胱截石位，术前常规导尿，冲洗消毒外阴后铺巾，阴道检查明确胎方位及施术条件。

(2) 放置产钳前行会阴侧切。

(3) 放置产钳，以枕前位为例。术者左手持产钳左叶前柄，将左叶沿右手掌面深入手掌与胎头之间，在右手引导下将钳叶缓缓向胎头左侧及深部推进，将钳叶置于胎头左侧，钳叶及钳柄与地面平行，由助手持钳柄固定。术者右手持产钳右叶钳柄，在左手引导下将钳叶放置于胎头右侧，达到左叶产钳相对应的位置。

(4) 检查钳叶与胎头之间无软组织夹入，胎头矢状缝在两钳叶正中。

(5) 宫缩时向外向下缓慢牵拉产钳，随后再平行牵拉。当胎头着冠后将钳柄上提，使胎头仰伸娩出。

(6) 胎头额部娩出后松解钳扣，取出产钳，先右叶后左叶。

(7) 术毕常规检查宫颈、阴道壁及会阴切口，并予以缝合。

【注意事项】

(1) 术前向产妇及家属讲解产钳术助产的目的和方法，取得产妇积极配合。

(2) 放置钳叶时如遇阻力不能向深处插入时，切勿强行推进钳叶，须取出检明原因。

(3) 产瘤大或胎头变形严重，胎头尚未入盆，易误为胎头已入盆，故应先明确胎头是否入盆。

(4) 牵引时用力均匀，按产柄方向向外略向下，速度不宜过快，牵引胎头按分娩机制进行。

(5) 胎头即将牵出时应停止用力，注意保护会阴，再缓慢牵出胎头。

第七节 剖宫产术

剖宫产术是指经腹壁切开子宫壁取出胎儿及其附属物的手术。主要术式包括子宫下段、子宫体部及腹膜外剖宫产 3 种。常用的为子宫下段式和腹膜外式。剖宫产术是解决难产和母婴并发症的一种手段，但存在出血，感染和脏器损伤等并发症的风险。

【见习目的】

了解剖宫产术法及其意义。

【见习准备】

剖宫产手术包 1 个，其中包括 25cm 不锈钢盆 1 个，弯盘 1 个，1、7 号刀柄各 1 把，解剖镊 2 把，卵圆钳 6～7 把，大无齿镊 1 把，小无齿镊 2 把，18cm 止血钳 18 把，16cm 止血钳 12 把，艾力斯钳 8 把，巾钳 7 把、持针器 3 把，吸引器头 3 个，阑尾拉钩 2 个，压肠板 1 个，S 状拉钩 1 个，腹腔双头拉钩 1 个，刀片 3 个，手术刀柄 3 个。双层剖腹单 1 块，手术衣 6 件，治疗巾 10 块，纱布垫 4 块，纱布 20 块，手套 10 副，1、4、7 号丝线各 1 个，肠线 2 管。

【见习方式】

(1) 子宫下段剖宫产术切口愈合较好，术后并发症少，临床应用广泛。

(2) 子宫体部剖宫产术较易操作及掌握，但术中出血较多，手术切口易与大网膜、肠管、腹壁腹膜粘连，再次妊娠后易发生子宫破裂。仅适用于急于娩出胎儿或胎盘前置不宜行子宫下段剖宫产术者。

(3) 腹膜外剖宫产术操作复杂，优点为不进入腹腔，术后肠蠕动恢复快，产妇无需严格禁食，身体恢复快。该术式可明显减少剖宫产术后腹腔感染的危险。

【注意事项】

(1) 术前除一般手术前准备外，需要备好新生儿用物及抢救物品、子宫收缩药等。

(2) 术中应严密观察产妇的生命体征，协助麻醉师维持受术者生命体征稳定，配合医生完成手术过程。

(3) 术后按腹部手术病人常规护理。

(4) 术后 24 小时后采取半卧位，有利于恶露排出。

(5) 术后 24 小时拔出尿管，拔管前注意膀胱锻炼，促进恢复正常排尿功能。

(6) 鼓励产妇床上活动肢体，早期下床活动。

(7) 酌情补液 2～3 天，并遵医嘱使用抗生素预防感染。

(8) 按产褥期护理常规提供乳房、会阴部护理，提供母乳喂养、新生儿护理等方面健康教育知识。落实避孕措施，至少应避孕 2 年。

第八节　人工剥离胎盘术

人工剥离胎盘术是指胎儿娩出后，术者用手剥离并取出滞留于子宫腔内胎盘的手术。适用于胎儿娩出后 30 分钟胎盘仍未剥离排出者，或胎儿娩出后，胎盘尚未完全剥离引起子宫多量出血，经按摩宫底或用宫缩剂后胎盘仍未完全剥离排出者。

【见习目的】

掌握人工剥离胎盘术及其意义。

【见习方法】

(1) 产妇平卧取膀胱截石位，冲洗消毒外阴后铺无菌孔巾，术者更换手术衣，戴无菌手套。

(2) 一般无需麻醉，如宫颈内口较紧时可肌注阿托品 0.5mg 及哌嗤啶 50mg。

(3) 一手按压宫底，另一手手指伸直并向掌侧并拢成圆锥形，沿脐带伸入子宫腔，摸到胎盘边缘，手掌朝向胎盘母体面，以手掌的尺侧缓慢将胎盘自宫壁分离。待胎盘已全部剥离，用手牵拉脐带协助胎盘娩出，取出后立即肌注宫缩剂。

【注意事项】

(1) 术前向产妇及家属解释人工剥离胎盘术的目的及方法，以取得产妇积极配合，做好输液输血的准备工作。

(2) 产妇如失血多者应在输血及纠正全身情况的同时进行手术。

(3) 操作要轻柔，切忌暴力强行剥离或用手指抓挖子宫壁，以免穿破子宫，剥离时如发现胎盘与子宫壁之间无明显界限，找不到疏松的剥离面而不能分离者，有可能是植入性胎盘，不可强行剥离。

(4) 胎盘取出后应检查是否完整，如有残留应再次伸入宫腔取出。必要时刮宫，尽量减少反复进出宫腔操作的次数。

第九节　诊断性刮宫

诊断性刮宫是通过刮取子宫内膜和内膜病灶行活组织检查，进行病理学检查。用于诊断或鉴别子宫内膜或颈管内膜的病变及范围。

【见习目的】

掌握诊断性刮宫法及其意义。

【见习材料】

宫颈钳 1 把，子宫探针 1 根，扩阴器 1 个，无齿卵圆钳 1 把，有齿卵圆钳 1 把，宫颈扩张器 4～8 号，弯盘 1 个，纱布 2 块，棉球、棉签若干，标本瓶 3～4 个以及消毒液。

【见习方法】

(1) 术前排空膀胱，消毒外阴、阴道，铺无菌孔巾。

(2) 扩阴器暴露宫颈,消毒宫颈、固定、牵引。

(3) 用刮匙由内向外沿宫腔前壁、侧壁、后壁、宫底和两侧宫角刮取组织。

(4) 将刮出的组织装入标本瓶中送检。进行分段诊刮时先不探测宫腔,用小刮匙刮出宫颈内口以下的颈管组织,然后按一般诊断性刮宫处置,将颈管和宫腔组织分开送检。

【注意事项】

(1) 严格执行无菌技术操作,动作轻柔。因为需诊刮的病人绝大多数是病理性子宫,很容易引起子宫破损而至穿孔。

(2) 术后密切观察阴道流血情况,对长期子宫出血者,应常规应用抗生素,预防感染。

(3) 诊刮时应注意子宫腔形态,宫壁是否光滑,软硬是否一致。

(4) 术后应保持外阴清洁,2 周内禁止性生活及盆浴,遵医嘱用抗生素 3～5 天。

第十节　妇产科内镜检查

一、阴道镜检查

阴道镜检查是利用阴道镜将宫颈阴道部黏膜放大 10～40 倍,藉以观察肉眼看不到的较微小的病变,在可疑部位进行活组织检查。是目前子宫颈癌诊断常采用的方法。对子宫颈癌的早期发现、早期诊断,具有一定的价值。

【见习目的】

掌握阴道镜检查法及其意义。

【见习材料】

阴道窥器 1 个,宫颈钳 1 把,活检钳 1 把,无齿长镊子 1 把,带尾线棉球 1 个,棉球、棉签若干,固定液(95%乙醇),标本瓶数个。

【见习方法】

(1) 患者于术前排空膀胱,取膀胱截石位。

(2) 阴道窥器暴露宫颈,拭净宫颈表面分泌物。

(3) 打开光源,调整阴道镜至物像清晰,观察宫颈阴道部上皮、血管变化。精细血管观察室时需加用绿色滤光片。

(4) 在宫颈表面涂 3%醋酸溶液,再涂复方碘伏,在不着色的可疑病变部位取适当大小的组织。

(5) 取下阴道窥器。将所取组织分别放置在标本瓶内,做好部位标记,及时送检。

【注意事项】

(1) 患者于术前 24 小时避免性交以及阴道、宫颈的操作和治疗。

(2) 及时向病人解释阴道镜检查过程及操作时可能出现的不适,取得病人理解和支持。

(3) 先调节阴道目镜,再调节焦距至物镜清晰。

(4) 禁止使用有润滑剂的阴道窥器,以免影响检查结果,取出的活体组织应及时送检。

二、宫腔镜检查

宫腔镜检查是应用膨宫介质扩张宫腔,通过玻璃导光纤维束和柱状透镜将冷光源经宫腔镜导入宫腔内,观察宫颈管、宫颈内口、子宫内膜和输卵管开口,可对病变组织活检。已广泛应用于妇科临床诊疗。

【见习目的】

掌握宫腔镜检查法及其意义。

【见习材料】

阴道窥器1个、宫腔镜1个、宫颈扩张器1套、宫颈钳1把、卵圆钳1把、子宫探针1个、刮匙1把、小药杯1个、弯盘1个、无菌纱布10块、5%葡萄糖注射液500ml、庆大霉素1支，地塞米松5mg 1支。

【见习方法】

(1) 患者取膀胱截石位。常规冲洗消毒外阴及阴道。

(2) 用阴道窥器暴露阴道与宫颈。并用宫颈钳夹住宫颈前唇。用子宫探针探明子宫腔屈度和深度，扩张宫颈至大于镜体外鞘直径半号，使镜管进入宫腔。

(3) 连接液体膨宫泵，以100mmHg用5%葡萄糖液冲洗宫腔，使流出液至清净为止。

(4) 移动宫腔镜，按顺序检查宫腔各部分(包括输卵管开口处)，最后检查宫颈管，再徐徐退出宫腔镜。

(5) 患者卧床休息1小时后如无异常，即可回家休息，同时应用抗生素预防感染。

【注意事项】

(1) 详细询问病史，凡有活动性子宫出血、急性生殖道炎症禁止宫腔镜检查。糖尿病病人应选用5%甘露醇代替5%葡萄糖液。

(2) 检查时间为月经干净后5天内(除特殊情况)，检查前嘱病人解小便，排空膀胱。

(3) 检查过程中病人出现胸闷、咳嗽。可能为气栓，也可能是气腹刺激腹腔神经引起心率、血压下降。如病人昏迷，应立即取出宫腔镜，配合医生积极进行抢救。

(4) 操作过程中应严格执行无菌技术操作规程，动作轻柔，以防感染、出血及子宫穿孔等，2周内禁止同房及盆浴。

三、腹腔镜检查

腹腔镜检查是将腹腔镜自腹壁插入腹腔(妇科主要为盆腔)，借助光导纤维输送的冷光源直接观察盆腔及腹腔器官的形态、有无病变，也可取活组织做病理学检查。多用于诊断和治疗某些妇科疾病。

【见习目的】

掌握腹腔镜检查法及其意义。

【见习材料】

阴道窥器1个，宫颈钳1把，敷料钳1把，弯盘1个，卵圆钳1把，宫颈探针1根，细齿镊2把，组织镊1把，持针器1把，小药杯2个，三角刀片1枚、刀柄1把、1号丝线1卷、棉球、纱布、棉签若干，CO_2气体，举宫器，注射器1支，局麻药，气腹箱及腹腔镜各1套(包括冷光源及导光束)。

【见习方法】

(1) 患者取膀胱截石位，待双合诊检查后常规消毒外阴、阴道及腹部，铺消毒孔巾，放置举宫器。

(2) 人工气腹：常以脐下作为穿刺点，做局部浸润麻醉，切开1cm，将气腹针垂直刺入腹腔，用5ml注射器连接穿刺针抽吸无血，再从针管中注入生理盐水2ml。如盐水流入腹腔无阻力，则穿刺成功。以 1～2L/min 速度注入 CO_2 气体，充气总量在 2000～3000ml。腹部均匀隆起，病人自觉腹胀明显，即证实人工气腹已完成，拔出气腹针。

(3) 插入腹腔镜并观察：在原切口处插入腹腔镜套管针，取出套管芯，将腹腔镜自套管插入腹腔，打开冷光源按顺序检查盆腔内的脏器。

(4) 取出腹腔镜，放尽气体并拔出套管，将切口进行缝合并用无菌纱布覆盖及固定。

【注意事项】

(1) 向病人解释腹腔镜检查的知识，取得病人的配合。手术前一天清洁灌肠，减轻肠道胀气，以免影响检查视野清晰度。术前晚进无渣半流饮食，检查当天早晨禁食。

(2) 术前排空膀胱，以免穿刺时误伤或遮挡视野，手术前腹部和外阴常规备皮，注意脐部清洁。

(3) 术前必须检查全部腹腔镜器械的性能是否良好，包括光源、气腹箱等。

(4) 术后密切观察患者的生命体征的变化，发现异常及时处理。

第十一节　输卵管通畅检查

输卵管通畅检查是指诊断输卵管是否通畅及输卵，同时可使有轻度粘连的输卵管再通。常用的方法有输卵管通液术和子宫输卵管造影术。

【见习目的】

掌握输卵管通畅检查法及其意义。

【见习材料】

扩阴器 1 个，宫颈导管 1 根，弯盘 1 个，卵圆钳 1 把，宫颈钳 1 把，子宫探针 1 根，无齿长镊 1 把，带尾棉球或带尾纱布卷、棉球、纱布、棉签若干，20ml 注射器 1 支、0.9％氯化钠液 20ml，庆大霉素 8 万单位 1 支、地塞米松 5mg 1 支，40％碘化钠造影剂 1 支、宫颈导管等。

【见习方法】

(1) 病人排尿后取膀胱截石位，常规消毒外阴、阴道，铺无菌孔巾。

(2) 用窥阴器暴露宫颈，用碘酒、酒精消毒宫颈外口及宫颈管。以宫颈钳钳夹宫颈前唇，光用探针探测子宫腔的方向及深度。

(3) 将导管与压力表、注射器同“Y”形接管相连，压力表高于注射器水平，将宫颈导管内注满 20ml 无菌生理盐水及抗生素液，经导管缓慢推注。观察有无阻力及有无液体返流，患者有无下腹部酸痛等(此为输卵管通液术)。

(4) 将充满 40％碘化油的宫颈导管置入宫颈管内，缓慢注入碘化油，在 X 线透视下观察碘化油流经输卵管及宫腔情况并摄片，24 小时后再摄片，观察腹腔内有无泛影葡胺液。

(5) 检查完毕取出导管及宫颈钳，消毒宫颈、阴道，取出窥阴器。

【注意事项】

(1) 月经干净 3～7 天进行检查，术前 3 天禁止性生活。向病人做好解释工作。

(2) 配制输卵管通液用的药液。

(3) 协助检查者观察病人在检查过程中可能出现的不良反应，发现异常立即处理。

(4) 术后 2 周内禁止性生活及盆浴。按医嘱应用抗生素预防感染。

(周晨慧)